逆轉缺氧慢病

Reverse Chronic Hypoxia Diseases

細胞有氧奇蹟

陳志明 著

分子生物學博士

當我在 35 歲時放下開業建築師的生涯，再轉換成生物醫學研究的漫長歲月中，始終有個問題一直困惑著我：為什麼我父親長年持續的使用降血壓藥，最後仍然在六十幾歲時就死於心肌梗塞！直到近幾年，當我進行了許多實驗並且深入追蹤研究之後才豁然明白，原來依照現有的主流醫學，從觀念上、方法上、執行上、甚至政策制度上，都發生了嚴重的問題及偏差。如果再不研究出本源的癥結，不知道有多少人將因此不明不白的併發癌症、心衰心梗、肝腎衰竭而喪命短壽！

這是我第六本醫藥革命的論述寫作，在從事醫藥健康及對抗疾病研究的這麼多年以來，一直有幾個生命中的任務迴盪在心中：癌症到底是怎麼發生的？失智症及漸凍症是怎麼形成的？過敏性氣喘和鼻炎怎麼越來越多人患得？女性為何會發生經痛和子宮內膜異位症？憂鬱焦慮和失眠只是精神問題嗎？糖尿病和高血壓只能依賴藥物控制嗎？肥胖和高血脂是疾病嗎？……，在經過徹底的研究之後，我發現原來這些問題的發生原因都源自同一個現象：缺氧！

我們或許可以三週不吃飯，也可能三天不喝水，但是卻沒法三分鐘不呼吸。雖然你吸進了大口的空氣，也不表示你身上 38 兆個細胞都能夠充分得到氧氣。可是目前醫生無法治癒的疾病，包括：各種癌症、失智症、漸凍症、心臟病、子宮內膜異位症、經痛、氣管過敏、鼻竇炎、高血壓、糖尿病、肥胖症、憂鬱症、精神分裂症、肝硬化、腎衰竭、性障礙、腦中風等等，卻都是因為你慢性缺氧而最後發生成『病』。

當然你或許會說現有的醫師和藥物都可以醫治這些，可是不要忘了這

些醫和藥只能消除這些慢性疾病的症狀；所以長了腫瘤時也只能依靠切除、放療、化療等手段消滅它們，之後就得像割野草一樣地等著下次長大時再度光臨；血壓數值高了就用血管擴張劑天天強制的壓抑血壓，至於你的血管為什麼會自發收縮不重要，反正吃藥能控制又不要錢就對了；於是血糖高了、鼻子塞了、精神低落了、記不太起來了、手腳顫抖了、月經下腹痛了、勃不起來了……也都比照這個的模式辦理；再嚴重點的像是血管不通的心梗塞、腦中風、腎梗塞，做完疏通手術後，也只能依靠機器或抗血栓劑等藥物維生！

由於東西方的文化差異，西方文化就早已根深締固所謂的二分法哲理，也就是非黑即白、非好即壞的辯證心態，不論在國對國、人對人、事物對事物之間隨處都可見到這現象。這是科學能夠快速發展的基礎，同時也是西方醫學的根本觀念。因此每當醫師看見病菌感染、毒瘤腫塊、發炎發燒、器官衰竭、頭痛腳痛等等現象，當然是直接的以「消去法」為最高宗旨。不但外科的各種「刀」是如此、內科的「診」是如此，最重要的幾乎所有的「藥」也是在這樣的觀念下被研發生產出來！

也因此，在現有醫學觀念中只有疾病和健康兩類的人，沒有亞健康這個名詞（專業網路上有的都是亞洲人自己發明的 term），至於你覺得身體不太舒服、頭髮越來越白、體力越來越差、睡眠越來越短……等等檢查不到或者不明原因者，你也只能等到哪一天『疾病』發作時再去排隊拜訪。可是你真的是健康嗎？除非你是 25 歲以下又過得正常生活的人，否則你的身體早就屬於缺氧狀態，只不過年紀越大、習慣越差，缺氧的情況就越來越嚴重，積累一陣子後就發展成疾病，除非你所有的細胞都不缺氧，否則你就已處在不健康的狀態下，只等著哪天發生

了『病』去醫院排隊以及等著一系列的西藥永久的款待囉！

新觀念的導入需要有新的科學研究資料作為支持，由於內容較廣，因此將研究分為普及版的『缺氧型慢病』和進階版的『逆轉缺氧慢病』兩本書，讀者可以嘗試依喜好及了解程度閱讀。為了不讓讀者霧裡看花，全部的文章裡，除了有些研究比較平鋪直述之外，其餘各段落都儘量以故事化、擬人化等方式表達，並且每一段的論點我都置入科學文獻以為負責，並且在書後附上約四百四十多篇文獻可供醫界先進及讀者參考。另外就像我以往出版的書附了很多的插圖一樣，這次我更是收集了約二百五十多幅插圖在本書中，相信能讓讀者更容易瞭解缺氧與各種疾病的面貌！

在此由衷感謝美國華盛頓大學醫學院 Dr. Anderberg R.J. 教授、哈佛大學醫學院 Dr. Engel P.A 教授、密蘇里大學藥學院 Dr. Mukherji M. 教授、國家衛生研究中心 Dr. Fisher L.W. 博士、辛辛提那醫院 Dr. Han X. 醫師、澳洲雪梨大學 Dr. Reeve V.E. 教授、西班牙 Navarra 大學 Dr. Avila M.A. 教授、德國 Eye hospital 大學 Dr. Januschowski K. 教授、義大利 Verona 大學 Dr. Iolascon A. 教授等等國際頂尖研究團隊的指導及研究授權。另外中興大學曾志正教授、台北醫學大學謝明哲教授、中山醫學大學翁國昌教授、魏正宗教授等人的鼓勵或指導。當然最後還得感謝我的家人支持和我一起共演的精彩人生，才是促成我寫本書的初衷！

希望這本研究能帶給讀者一些健康的奇蹟，才是我研究的原動力！

作者　陳志明 博士 於 2016 年 仲夏

第 一 章

缺氧：細胞的黑暗之神

1966 年 7 月 30 日諾貝爾獎得主演講[1]（節錄）

癌症，如同許多的疾病，擁有無數的次要病因，幾乎你想得到的任何因素都可能導致癌症，但只有「有氧呼吸轉成無氧呼吸」的這個變化，才是正常細胞之所以會癌化的主因。……

因此，當有氧呼吸消失時，生命雖然還活著，但卻已經失去活著的意義，餘留下的只是一部只知道成長的機器，摧毀賴以生存的身體。……

所以，要預防癌症，首先要保持血液流速的暢通，甚至讓靜脈中都還能有較高的含氧量。………

過去的無知，將不再是今日的阻礙，此一癌症的預防方法，有朝一日必被實現。至於這一天將於何時到來，就要看那些心存懷疑的人 能阻止我們將科學應用於癌症上多久的時間。但在此之前，數以百萬計的男男女女，將毫無意義的因癌症而死亡！

奧圖 - 華柏格 博士 (Dr. Otto H. Warburg)1966.07.30

■ ■ ■ 缺氧的傳奇故事

當各位讀者們在開始認識『缺氧』這個現象之前，先就前面這段非常非常特別的諾貝爾獎得主的演講節錄，說一段傳奇的人與事：

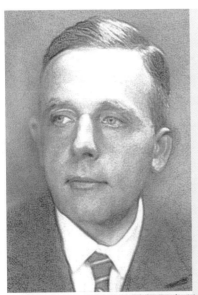

圖1　在現代醫學史的著名科學家中 我認為就以奧圖-華柏格博士(Dr. Otto H. Warburg) 最為傳奇，因為除了他在 1931 年獲得諾貝爾獎之外，之後更在 1944 年也差點再獲得另一次諾貝爾醫學獎，只不過由於在二次世界大戰期間希特勒禁止德國人獲獎而作罷。不過在這世界上也只有他和他實驗室裡學生能夠前前後後分別地拿到4面諾貝爾醫學獎牌，我想除了風水特別好等看不見的因素之外，他和弟子們的對於細胞的有氧代謝及無氧代謝的獨特發現及另類『正確』倡導的醫學觀念所對人類劃時代的貢獻，才是他們獲得這麼多獎的傳奇。

在現代醫學史的著名科學家中，我認為就以奧圖－華柏格博士 (Dr. Otto H. Warburg) 最為傳奇，因為除了他在 1931 年獲得諾貝爾獎之外，之後更在 1944 年也差點再獲得另一次諾貝爾醫學獎，只不過由於在二次世界大戰期間希特勒禁止德國人獲獎而作罷。不過在這世界上也只有他和他實

驗室裡學生能夠前前後後分別地拿到 4 面諾貝爾醫學獎牌，我想除了風水特別好等看不見的因素之外，他和弟子們的對於細胞的有氧代謝及無氧代謝的獨特發現及另類『正確』倡導的醫學觀念所對人類劃時代的貢獻，才是他們獲得這麼多獎的傳奇。

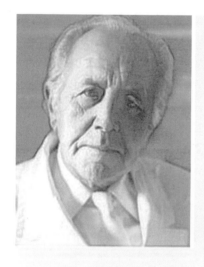

圖 2　諾貝爾醫學獎得主奧圖 - 華柏格博士在晚年時曾幫一位因為用草藥及其他『非主流』療法醫治癌症病人而被控有罪的德國醫生 (Dr. Issels)，在德國最高法院出庭作證。他當庭怒斥單單依靠目前治標形的醫療手段（手術、電療及化療等）不可能治癒腫瘤性的疾病。這些醫療方式，只是短暫的緩解手段，在治療上則是個錯誤的方式，甚至可能更惡化腫瘤性病情！由於他的挺身而出，不但使得這位 Issels 醫師被判定無罪並撤銷所有的控訴。圖中的 Issels 醫師及其診所在之後的執業生涯中，也成為世界上對癌症以另類治療成功赫赫有名的團隊。

　　遺憾的是，只不過在幾年之後（1943 年）因為 DNA 的發現[註2]，使得絕大多數的慢性疾病，如癌症、高血壓、糖尿病、憂鬱、失智等等的研究一面倒的朝向在這個領域內發展。於是就像癌症那樣幾乎所有醫生對於有關腫瘤方面的疾病（包括子宮內膜異位）都只能以手術、電療及化療藥物等手段割除或毒殺，同時並在美國為主導各盟國的所有西式醫院及診

所之間，形成了一種制式化規定的主流，逾越這項規範者除了被同業抵制之外還得接受法律的制裁[註3]。因此，以華柏格博士所引導細胞代謝及細胞缺氧研究在之後五十年內幾乎不被人們所重視，更遑論他在之後所提出缺氧致癌的理論及解決方法。

另一值得後代人們稱讚的是，他在晚年時幫一位因為用草藥及其他『非主流』療法醫治癌症病人而被控有罪的德國醫生 (Dr. Issels)，在德國最高法院出庭作證[註4]。他當庭怒斥單單依靠目前治標形的醫療手段 (手術、電療及化療等) 不可能治癒腫瘤性的疾病。這些醫療方式，只是短暫的緩解手段，在治療上則是個錯誤的方式，甚至可能更惡化腫瘤性病情！由於他的挺身而出，不但使得這位 Issels 醫師被判定無罪並撤銷所有的控訴，也還讓這位德國醫生在死後被稱譽為『中西醫結合治療之父』。更重要的是，華柏格博士的這項作證的延續影響，使得德國至今在天然草藥方面的研究、使用的普遍性和全民的健康狀態始終執站在世界領先的地位！

在華柏格博士過世的前四年，他更在他一生一次的諾貝爾得主演講中說出了出前無古人後無來者的預言結尾：

過去的無知，將不再是今日的阻礙，此一癌症的預防方

法，有朝一日必被實現。至於這一天將於何時到來，就要看那些心存懷疑的人，能阻止我們將科學應用於癌症上多久的時間。但在此之前，數以百萬計的男男女女，將毫無意義的因癌症而死亡[註1]！

的確，從西方國家文明化開始後至今，癌症、腫瘤、心肌梗塞、腦中風、高血壓、糖尿病、腎衰竭、失智症等等慢性疾病，以及女性專屬的乳癌、子宮內膜異位症、經痛（痛經）等問題就不斷益發嚴重的發生在你我週遭之間，但是以目前的『主流醫學』從來就沒能夠治好它們，該死的仍舊無法健在、該割的器官早就消失無蹤、該吃得藥從來就不能停止、該檢查的早已掃瞄過 N 次、該付的錢日日月月的上漲、醫療及健保的黑洞永遠也填不滿、每個月的痛楚照樣重複發生，全部的一切都只在掩蓋這些疾病狀症罷了！這主要原因其實只存在現有醫學院裡的觀念、過大的醫生權力和國際大藥廠的商業利益之間[註5]！

如果我們能夠導入華柏格博士這位大師所倡導的缺氧理念，是不是這些疾病能夠有治癒的可能呢？

■ ■ ■ 重新燃起的新曙光

剛好就在 DNA 這個物質被發現的整整五十年之後，科學家們最後終於找到了一組調控細胞生死的 DNA 重要密碼：缺

氧誘發因子 (Hypoxia Inducible Factor，簡稱 HIF) [註6]，藉由它的發現及之後的研究，竟然發現原來癌症的發生和腫瘤的成長、腦中風的發生及惡化、高血壓的發生及根源、糖尿病的起源及細胞對胰島素的抗拮、腎臟慢性衰竭的發生、老人神經退化癡呆及動作神經的凋萎、子宮內膜異位症的發生及惡化、月經期的長短及經痛的發生………等等慢性疾病，通通都是由缺氧所引起的！

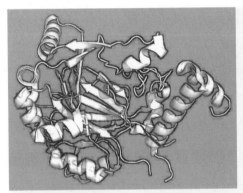

圖3 癌症的發生和腫瘤的成長、腦中風的發生及惡化、高血壓的發生及根源、糖尿病的起源及細胞對胰島素的抗拮、腎臟慢性衰竭的發生、老人神經退化癡呆及動作神經的凋萎、子宮內膜異位症的發生及惡化、月經期的長短及經痛的發生………等等慢性疾病，通通都是由缺氧所引起的！圖中的分子結構圖是缺氧誘發因子 (HIF) 的蛋白質立體結構。

　　也因為藉由這個缺氧的老觀念新發現，使得新一代的幾項癌症標靶新藥才得已通過來幫助患者延展壽命[註7]，另外對於因為糖尿病所引起的視網膜剝離的治療藥物也和標靶藥物一樣的新一代的西醫界所開始使用[註8]。只不過因為到現在仍然是脫離不了現有醫學院裡的老舊觀念、過大膨漲的醫生權力和國際大藥廠的商業利益糾葛，使我們人類的有氧權利仍然交給少數群人在控制，結果仍然還是以『藥品』的形態取

代保健及食品的觀念，不是藥品貴到病人傾家蕩產的用不起[註9]，要不就是只有進行一半式的缺氧治療設計[註10]。

由於科學總是走在人類想不到的地方！值得慶幸的是，可能是受到了幾個標靶新藥核准上市的鼓舞，在短短這幾年間，科學家從缺氧誘發因子 (HIF-1) 開始往下游在尋找一系列和幾乎所有慢性疾病發生相關的基因及原因，包括血管新生因子[註11, 12]、細胞間質消長的原因[註13]、大量自由基的產生問題[註14]、細胞環境酸化現象[註15]、痠痛的生理反應[註16]、慢性缺氧與慢性發炎間的關係[註17]、甚至於為何慢性缺氧如何讓性荷爾蒙分泌失調[註18]等等，以往錯誤偏差的觀念都透過新的研究發現都漸漸的明朗。

雖然人類已經開始從文明的黑暗面開始透露出些許的曙光，要讓這些缺氧的文明病症能夠被人們所徹底克服之前（估計至少還得要 27-30 年之後，如果你能等待，也成！），我們必須就得先進一步地瞭解『缺氧』到底是甚麼不可！

■ ■ ■ 缺氧：存在你體內的黑暗之神

我們人類可以三個星期不吃飯，也可以三天不喝水，但是卻沒辦法三分鐘沒呼吸！你當然會覺得這是理所當然的啊，可是當你憋住氣不呼吸 1 分鐘之後，可能已經臉色發白、眼球外凸、頭發金星，再撐下去就得出人命了！這根本的問

題其實就是缺氧的極致：無氧（Anoxia）的狀態[註19]。這時後如果鏡頭能縮小到 37.5 兆分之一，進入到體內的任何一個細胞去看看時，就會發現原來這時我們細胞裡製造能量的發電機（粒線體）已經因為沒有氧氣的助燃而停擺，而細胞這時在原來的有氧狀態下，可以將食物化成的終端燃料（葡萄糖）再進入發電機轉換成能量的數量，從原本的 38 個能量一下子掉到緊急無氧狀態的只剩 2 個！就好像一個原本有38000 元收入平衡維持生活的人，一下子變成僅剩 2000 元的收入時，當然無法活下去是同樣情境！

你或許會質疑說像這種致命的情況除非是溺水或電影裡頭兇殺案的情境才會發生，而我們一般人似乎應該沒有太大的關聯。確實沒錯，但是如果我們再換個情境來說，舉例如果一樣原本收入是正常的 38000 元，結果因為經濟不景氣，老闆只發給妳 12000 元呢？真的到那時候，可能妳原本一切生活裡包括買衣服、外食、旅遊、化妝品、聚餐、生小孩等等計畫都會被擱置下，只剩下繳水電瓦斯、房租、交通費、貸款、學費、必需食物等等必須的開銷可能還勉強不夠，偶而一兩個月縮緊褲袋還好，但是這種情況每況愈下，像日本或台灣經濟萎靡那般地持續個一二十年的時候呢？細胞也是一樣，當你因為許許多多的內在因素（如心臟等）及外在因素（如飲食等）使得身體的某些部位持續缺氧，那區域的細胞原本應該有的機能（如細胞膜修護、細胞分泌等）將因沒

有足夠能量而停止，只剩下維持細胞生命運轉（如平衡酸鹼的離子通道等）所急需的能量管銷，那這部分的器官你還能期望它很健康的幫你完成任務（如生小孩）而不叛變（癌症）嗎？

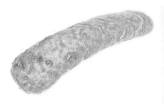

圖4 所有生命的活動就和能量的獲取密不可分，只不過在太古洪荒以前因為火山到處噴發幾乎沒有陽光及氧氣，所以只能夠用厭氧性的代謝流程來製造能量，由於這種缺氧性代謝的效率太低，使得這類的生物仍舊是用單細胞搭配無細胞核的形式存活，像是一人飽、全家飽的縮影，好處是自由的很，但除非是數量大到一定程度，否則還真的只是一個細菌而已。

自古以來所有生命的活動就和能量的獲取密不可分，只不過在太古洪荒以前因爲火山到處噴發幾乎沒有陽光及氧氣，所以只能夠用厭氧性的代謝流程來製造能量，由於這種缺氧性代謝的效率太低，使得這類的生物仍舊是用單細胞搭配無細胞核的形式存活，有點像是一人飽、全家飽的縮影，好處是自由的很，但除非是數量大到一定程度，否則還眞的只是一個細菌而已[20]。隨後當陽光出現水分充足之後，又演化出能進行光合作用的藍綠藻菌[21]，結果幾千萬年之後地球的空氣裡從幾乎無氧到充滿五分之一的氧氣，這個轉變讓這兩大類菌都互有地盤，互相吃來吃去。直到有一天無氧菌吞了有氧菌後產生了共生融和的變化，除了將DNA包在細胞核之內以外，還直接結合了有氧代謝和無氧代謝的功能[註

[22]，於是形成了有很強大的環境適應能力，使得在億萬年之後仍然以這種型式得到演化上的優勢。

所以你體內的任何一顆細胞天生就含有無氧和有氧代謝的能力，當你還在母親肚子裡時，那裡的氧氣相對外面世界稀薄很多，所以大多數的細胞藉由無氧代謝，在缺氧誘發因子 HIF-1 的領導之下，形成臟器、形成血管、形成肌肉、形成骨骼、形成神經、最後在 9 個月的缺氧環境下打造出我們的身體雛型[註23]。當你一離開子宮直接接觸到氧氣之後，你全身上下細胞就拼命的利用著高效能的有氧代謝獲取養分和分裂細胞，來形成一個 37.5 兆個細胞的超大型聚合體，以利她在地球上佔領更大的地盤戮獲更多的養分。

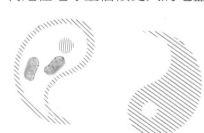

圖 5　我們天生就是個陰與陽的聚合體，那怕是在一個小小的細胞裡也有陰和陽的古老基因結合：有氧代謝和無氧代謝。

如果將現在我們所處的環境比喻成為陽性的、光明的，那我們在母親體內將是陰性的、黑暗的，套句老祖宗常說的陰陽合一的觀念，其實我們天生就是個陰與陽的聚合體[註24]，那怕是在一個小小的細胞裡也有陰和陽的古老基因：有氧和無氧代謝。而那主宰我們身體裡面的黑暗之神，當以缺

氧誘發因子 HIF 當之無愧，因為當你看完下面的幾段黑暗報告之後，你或許就會深深地後悔為甚麼你以前要不斷的喚醒它！

第 二 章

慢性缺氧的力量

■ ■ ■ 慢性缺氧 造成 組織及血液酸化

簡單的說因爲過多的酸性副產物被無氧呼吸代謝所溢出。

前面曾經討論過當細胞分配到一些葡萄糖的之後，會先進行所謂的『糖解作用』將它們分解成更小的單元，之後再將這些小單元送進這像爐子一般的粒線體裡進行轉換。只是如果在無氧呼吸的狀況下，由於沒有氧氣可以供粒線體在最後的

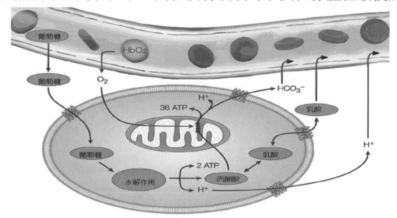

圖6　在糖解作用的過程裡，一個葡萄糖分子分解成『丙酮酸』的過程中，除了可以獲得到2個ATP的生物能量外，也會因為沒法進入到粒線體裡面燃燒轉換，所以只能迫於無奈地再轉換成2個乳酸以及2個氫離子，退送出到細胞外面後再滲透回到血液中。乳酸原本就是酸性物質，它會隨著血液回流到肝臟儲存起來，而氫離子在液體中更是直接的造成溶液的酸性，氫離子在血液中或細胞之間的濃度越高，則血液或細胞的酸度則將越高。

一道關卡轉換電子變成純水，使得粒線體的運轉停頓，而僅

剩『糖解作用』分解葡萄糖[註1]。

在糖解作用的過程裡，一個葡萄糖分子分解成『丙酮酸』的過程中除了可以獲得到 2 個 ATP 的生物能量外，也會因爲沒法進入到粒線體裡面燃燒轉換，所以只能迫於無奈地再轉換成 2 個乳酸以及 2 個氫離子，退送出到細胞外面後再滲透回到血液中。乳酸原本就是酸性物質，它會隨著血液回流到肝臟儲存起來[註2]，而氫離子在液體中更是直接的造成溶液的酸性，氫離子在血液中或細胞之間的濃度越高，則血液或細胞的酸度則將越高。

上面這種絕對無氧的代謝情況所獲得的能量，對於人類來說是根本沒法生存的，我們最大的極限只能容許在有部分缺氧的情況下活著，同時它們會利用無氧代謝的途徑來彌補失去的能量，細胞也只能以多攝取一些葡萄糖原料進行糖解作用來補充。假設因故減少了一半左右的氧氣進入，也就是少了一半左右的能量，那麼細胞爲了存活較好一些則必須再補充『吃』進 9.5 倍的葡萄糖，再運用糖解作用將每個葡萄糖產生出 2 個 ATP 能量才能達成。只是當細胞再吃進 9.5 倍的原料時，無氧代謝就會多產生出 18 倍的乳酸以及 18 倍的氫離子。

一顆細胞就能產生這麼多的酸性物質，如果身上 37.5 兆個

細胞一天 24 小時一年 356 天都長時間都缺氧時，血液及細胞能不酸化嗎？

■ ■ ■ 慢性缺氧 造成 血管收縮

簡單的說因為血液壓力沒辦法滿足細胞對氧氣需求時的一種反應機制。

身上的血管其實可以想成如橡皮管一樣的具有彈性的水管，假設你平時都用一條 3 公尺的水管在對一片 5 乘 5 公尺平方的花草噴灑澆水，可是有一天當水量變小時候，根本就沒辦法依照平常的方式供給花草水份，你應該會立刻的緊捏住你的手，使水管的壓力變大一點水才能噴得遠一些，這樣子那些位在偏遠的小花小草也才能得到水而活命。

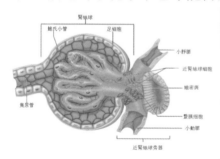

圖 7 在血管要進入腎絲球的旁邊就長出一個叫做腎絲球旁器的細胞群，它們的作用其實就是一個血管壓力感應調節器，它會以腎臟為基準偵測血管的壓力足夠與否，如果不足，它就釋放出腎素到血液裡頭，在循環系統裡繞一圈之後就形成了血管血管收縮素，大多數血管就因此收縮，血壓也因此加大了一些。

我們的身體也常面臨到這樣的情況和類似的反應方式，在整個血液循環系統裡頭，腎臟除了扮演過濾的角色之外，也同

時扮演著調控血管收縮與否的主要器官。當血液進入腎臟的腎絲球準備過濾時，如果壓力不夠，除了那這些血液中不要的廢棄物就壓不出腎絲球外圍的濾膜，可能會造成這幾層濾膜堵塞之外，更會造成全身大多數細胞小社區的缺氧。因此在血管要進入腎絲球的旁邊就長出一個叫做腎絲球旁器的東西，它的作用其實就是一個血管壓力感應調節器，它會以腎臟為基準偵測血管的壓力足夠與否，如果不足，它就釋放出腎素到血液裡頭，在循環系統裡繞一圈之後就形成了血管血管收縮素，大多數血管就因此收縮，當然啦血壓也因此加大了一些[註3]，坐落在遠端的缺氧細胞也因此暫時勉強獲得可供活下去的氧氣了！

■ ■ ■ 慢性缺氧 造成 慢性發炎

簡單的說是因為可以利用發炎反應的機制快速補充到血氧給缺氧的細胞區。

我們都知道發炎是身體裡的一種防禦性反應結果，這種結果通常會讓身為主人的我們感到痛楚、紅腫、發熱等等不愉快現象，這也是對身體裡面有狀況的通知方式。一般急性發炎的主要原因大多是因為細菌病毒等外來侵略生物，或者身體組織受到創傷受損等因素而啟動，身體裡巡邏的白血球細胞在它們管區附近發現了外來侵略者或災害現場時，就會通知附近的巨噬細胞，樹突細胞，組織細胞，星狀細胞和肥大細

胞等等一堆的免疫細胞群，快速的趕到現場進行包圍、打擊、追緝、拘捕、偵察、收拾現場、復原……等等 動作。

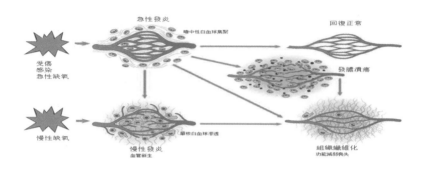

圖 8　一般急性發炎主因如細菌病毒等外來侵略或身體遭受創傷受損等因素而啟動，災區細胞則透過釋放中介物質如組織胺、前列腺素等手段，就能讓周邊的血管通透性擴大並可減少血管淤塞等等『優惠待遇』享受，使這此處細胞能獲得更多的養分、氧氣及水分來增強抵抗能力及修護能力。也因此當細胞遭遇缺氧情況時也會利用這類『短線』的方式取得血氧，因而形成慢性發炎的現象！

為了避免『歹徒』逃逸或藏匿在細胞小社區裡再犯案，免疫單位同時也會擴大警戒範圍來一個所謂的『警民合作』方案，只要災區居民釋放出發炎的中介物質如組織胺、前列腺素等等手段之後，就能讓周邊的血管通透性將立即擴大並可減少血管淤塞等等『優惠待遇』享受，目的是要使這管制地區內的多數細胞能獲得更多的養分、氧氣及水分來增強抵抗能力及修護能力[註4]。

問題就出現在既然多分泌一點前列腺素就能讓周邊的血管擴

張增加通透性，可以很『短線』的獲得多一點的氧氣及養分，那麼當你是個小小的細胞，同時又遇上大環境缺氧的時候，妳會不會為了讓自己能夠多取得一點氧氣、多得到一些活下去的機會而去製造分泌前列腺素？當然會，不釋放的是白癡！也就是因為這個工具太過普及同時也迅速的不得了，所以只要在發生缺氧部位的細胞都會你做我也做大夥都釋放一點，結果那些慢性缺氧組織很快地就呈現出慢性發炎的現象！

■ ■ ■ 慢性缺氧 造成 細胞老化

簡單的說因為慢性缺氧所形成的大量自由基傷害了細胞 DNA 的修復功能。

每個細胞都有一組 DNA 序列，它們決定了細胞所有的一切和生命長度。在一般情況下，當細胞成長到成熟之際，只要條件許可它們都會想辦法複製一個跟它一模一樣的細胞，而正常的細胞在它的一輩子中大約最多只能進行分裂 20 多次左右的複製，之後就會自然的凋亡[註5]。然而細胞進行分裂複製的過程之前，都會用一種特別的方式檢查 DNA 正確與否，不正確的 DNA 複製可會讓下一代變成怪物（如癌細胞），因此只要在這複製的過程中從幾億對 DNA 裡頭發現出一個錯誤時，細胞除了停止複製之外還會自動毀滅那新生的細胞，而這原有的細胞當然就短少了一次的壽命囉。

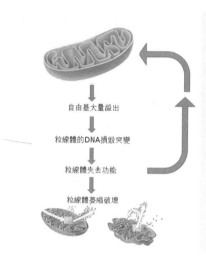

圖9　當缺氧的時間越長，所產生的自由基也越多，所破壞的DNA序列也就越嚴重，而修補完整的機率也就越低。在這種情況下細胞不完整複製的次數也就越來越多，不但應該有的新細胞沒能適時的補充，反而原有舊的細胞卻一直凋亡。

自由基大量溢出

粒線體的DNA損毀突變

粒線體失去功能

粒線體萎縮破壞

會因為乍然沒氧氣而停頓並大量的溢散到粒線體外面[註6]。這就像剛燒起的木炭火爐突然地將它悶住而冒出濃煙的情況一樣。這些像濃煙一樣的電子一旦游離溢散出來就變成是我們耳熟能詳的自由基，它像極了子彈一樣，可以快速的穿越並破壞周遭的所有東西，當然也包括細胞核裡頭的DNA和修復DNA的蛋白酵素等等。

當缺氧的時間越長，所產生的自由基也越多，所破壞的DNA序列也就越嚴重，而修補完整的機率也就越低[註7]。在這種情況下細胞不完整複製的次數也就越來越多，不但應該有的新細胞沒能適時的補充，反而原有舊的細胞卻一直凋亡。當這樣缺氧的情況不只發生在單一細胞，而是一個器官、組織甚至全身的時候，從外貌或者體能表現就會漸漸看出來你越來越靠近生命的盡頭囉！

■ ■ ■ 慢性缺氧 造成 血管增生

簡單的說是因爲細胞所能獲的血氧不夠才發生缺氧，所以身體便用血管增生的方法補充該地區的血氧。

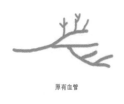

原有血管

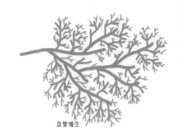

血管增生

圖10 所謂的血管增生，顧名思義就是從既有的血管再分枝出新血管的意思，所以又可以稱做血管新生或新生／增生血管等等。由於氧氣在身體裡的傳送方式是依靠血液和血管網絡的循環系統在傳送，如果血管網絡沒辦法覆蓋到的地方，即使在管內有再高濃度的血氧也難以滲透到達遠一點的細胞。因此組織要擴張體積、細胞要有能量成長，就必須有充足的血氧，當然新生血管網絡也就必須隨著延伸發展。

所謂的血管增生，顧名思義就是從既有的血管再分枝出新血管的意思，所以又可以稱做血管新生或新生／增生血管等等[註8]。由於氧氣在身體裡的傳送方式是依靠血液和血管網絡的循環系統在傳送，如果血管網絡沒辦法覆蓋到的地方，即使在管內有再高濃度的血氧也難以滲透到達遠一點的細胞。一般來說，只有當我們在胎兒時期的時候是這輩子身體自發性血管增生最高峰的一個期間，畢竟從一小團胚胎要發展成一個成人的過程中，軀體要擴張體積、細胞要有能量成長，就

必須有充足的血氧，當然新生血管網絡也就隨著延伸發展[註9]。

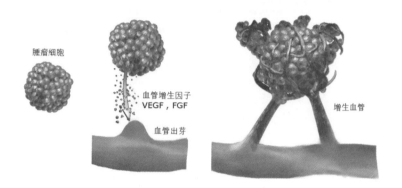

圖 11 當細胞大片區域的發生慢性缺氧情況時，為了補充這些細胞區的供氧不足，血管增生就會從附近的血管再延伸分枝出去一些血管網絡。對於缺氧細胞來說原本這是件好措施，但是現實中好的措施一旦被壞分子利用之後，卻往往又成為作奸犯科的最好搭檔，就像癌細胞利用了這血管增生的福利措施之後，才能變成毀滅身體的惡性腫瘤。

只是一旦我們的軀體完成之後，這項體內建造馬路的工作也宣告停止，之後的一生中只有在三種情況下才正常的重出江湖：一是身體受傷復原[註10]，二是體內局部地區缺氧[註11]，而第三是長腫瘤[註12]。我們的復原功能基本上還沒有像壁虎尾巴斷了還可以再長出來那樣強，但是一般的小傷口或像肝臟切除等等傷害卻還可以透過血管增生這功能再造修復。同樣的是當細胞大片區域的發生慢性缺氧情況時，為了補充這些細胞區的供氧不足，血管增生就會從附近的血管再延伸分枝出去一些血管網絡。對於缺氧細胞來說原本這是件好措施，但是現實中好的措施一旦被壞分子利用之後，卻往往又成為

作奸犯科的最好搭檔，就像癌細胞利用了這血管增生的福利措施之後，才能變成毀滅身體的惡性腫瘤。

對我們這些研究缺氧醫學的科學家而言，所感興趣的是當發生了缺氧的情況後，到底這血管是怎麼增生的呢？血管的構造大致上分為三層，在最裡層和血液接觸的稱為血管內膜層，是僅僅只有一層細胞厚度的一層膜的構造，它能承受的壓力有限，但是血液中的氧氣和養分卻是透過這層膜滲透出去的，它是透過一類叫做血管生長因子（VEGF）的刺激才能分化增生[註13]。包覆著血管內膜層的外面是一層叫做平滑肌的肌肉層，它是由肌肉細胞、膠原纖維、彈力纖維等等的的結構性細胞所組成，主要功能是保護內膜層、構組血管構造、以及調控血管收縮或舒張等等，它必續透過一種叫做組織纖維生長因子（FGF）的刺激才能分化增生[註14]。在血管平滑肌外面則是覆蓋著一層叫做締結層的鬆散組織，它是由許多的彈性纖維及膠原蛋白等等所構成，主要功能是將血管和身體的組織或器官連結固定，它和肌肉層一樣是藉由組織纖維生長因子（FGF）的刺激才能分化增生[註15]。

當缺氧的情況下，身體缺氧的細胞就會先分泌出缺氧生長因子（HIF-1），一旦這個因子濃度越來越高之時，它特別就會去啟動細胞核內的 VEGF 基因以及 FGF 基因，一旦這兩類因子釋放到細胞外面的濃度越來越高時，周遭的血管就會受它

們的刺激而漸漸地發芽、分枝，並朝著越來越高濃度的地方持續不斷的延伸，直到接到那區缺氧的細胞為止[註16]。

■ ■ ■ 慢性缺氧 造成 癌細胞移轉

簡單的說因為細胞缺氧，所以想要解脫包圍在細胞外的束縛，增加空氣滲透流通的效率。

細胞其實是相當不自由的，一般來說在細胞的外圍都裹覆著一層層纖維蛋白組織，我們稱作細胞間質，顧名思義是細胞和細胞之間的物質，它們的功能除了是固定住細胞之外，同時也可以將它們想像成是細胞之間的小巷道，所有的物質和氣體都是得透過這小小的空間靠著滲透力運送[註17]。

假設100多個學生擠進在一輛長途旅行的小巴士裡頭，慘的是這輛密封車子的空調系統壞了一半，大多數的人在啟程一小陣子後都會感到呼吸困難，噁心嘔吐等等問題發生，為了獲得更多的空氣，相信這裡頭的人會想盡辦法先將身上背負的旅行包、外套、行李等等放到椅下，先增加一點空間為先，接著當呼吸越來越困難的時候，會想盡辦法掙脫一下增加人和人之間的縫隙，期望空氣可以多一點通。真的受不了的時候，大多數的人都會想辦法下車離開，畢竟自由的空氣永遠可能是在外面。

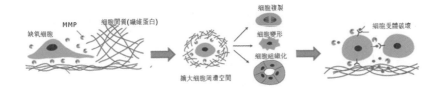

圖 12　當缺氧的壓力發生後，缺氧誘發因子 (HIF-1) 會先從細胞內部
分泌出來，透過它再啟動細胞分泌出一組叫作金屬基質消化蛋白酶
(MMPs) 的酵素，這些酵素的功能就像各式不同剪刀一樣，不同型號的
MMPs 可以對不同類型的膠原蛋白纖維進行剪斷破壞。當這些維繫細
胞之間鍊條都被剪斷了之後，細胞變得不受束縛可以自由的蠕動變型，
就像一隻隻單細胞的變形蟲一樣。

當細胞遇到缺氧的時候，它們的反應也將類似上面的比喻，
一開始缺氧的壓力發生後，缺氧誘發因子 (HIF-1) 會立刻的
就會從細胞內部分泌出來，緊接著 HIF-1 就會再啟動細胞分
泌出一組叫作金屬基質消化蛋白酶 (MMPs) 的酵素[註 18]，這些
酵素的功能其實真的就像各式不同剪刀一樣，不同型號的
MMPs 可以對不同類型的膠原蛋白纖維進行剪斷破壞，譬如
說 MMP-2 和 MMP-9 號最喜歡在腫瘤細胞之間分泌出來，並能
剪碎腫瘤細胞細胞之間的膠原蛋白纖維，畢竟那裏是身上最
嚴重缺氧的重災區[註 19]。當然啦，當這些維繫細胞之間鍊條
都被剪斷了之後，細胞變得不受束縛可以自由的蠕動變型，
就像一隻隻單細胞的變形蟲一樣，自由誠可貴，氧氣價更高，
在還沒被憋死之前當然努力的衝向有氧的地方。一旦接觸到
附近的血管或淋巴管道時，更是努力的往那裏頭鑽進去，畢
竟對它們來說那裏是康莊大道！

■ ■ ■ 慢性缺氧造成 DNA 不受控制的複製

簡單的說因為細胞長期缺氧而節省能量，節省過了頭，將檢查控制機制停頓，而造成突變基因大肆複製分裂有機可乘。

每一個細胞核裡面都含有 30 多億個 DNA 的單元，換算成一條線的長度至少有 1.02 公尺長，要將這麼多的鹼基對所串聯出的 DNA 細線放進直徑小於 0.00017 公厘的細胞核內部，當然是要有特別的方法才能夠將它們合理的置入，同時還得有效的運作，這個方法就是將 DNA 用一種類似線軸般叫做組蛋白（Histone）的東西纏繞整理起來[註20]，最後再將這些一

圖13　當細胞需要進行製造蛋白質、酵素，甚至要複製克隆等等工作時，這些壓縮堆疊在一起的組蛋白就會利用一種類似『插梢』的東西將這些擠在一起的組蛋白撬鬆，於是裡面的 DNA 才可以被細胞運用，這些打上插梢的動作我們科學家稱它做『組蛋白乙醯化』(Histone acetylation)。相反的如果將這些『插梢』拔掉，這些綑紮 DNA 的組蛋白將自動的回復到原來壓縮的型態，裡面所含的 DNA 訊息也就沒法被利用，於是製造蛋白質等工作被迫得停止進行，這個動作我們稱作『組蛋白去乙醯化』(Histone deacetylation)。

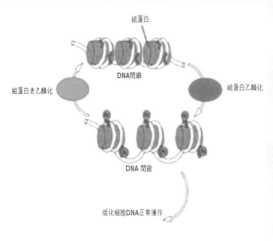

組蛋白

DNA閉鎖

組蛋白去乙醯化　　　　　　組蛋白乙醯化

DNA 開啟

活化細胞DNA正常運作

綑一綑的組蛋白依順序壓縮疊放在一起之後就成了大家熟知的染色體。

當細胞需要進行製造蛋白質、酵素，甚至要複製克隆等等工作時，這些壓縮堆疊在一起的組蛋白就會利用一種類似『插梢』的東西將這些擠在一起的組蛋白撬鬆，於是裡面的 DNA 才可以被細胞運用，這些打上插梢的動作我們科學家稱它做『組蛋白乙醯化』（Histone acetylation）[註21]。相反的如果將這些『插梢』拔掉，這些綑紮 DNA 的組蛋白將自動的回復到原來壓縮的型態，裡面所含的 DNA 訊息也就沒法被利用，於是製造蛋白質等工作被迫得停止進行，這個動作我們稱作『組蛋白去乙醯化』（Histone deacetylation）[註22]。

可是當細胞面臨到缺氧的壓力時，由於能夠製造的能量大幅度減少，細胞本身為了開源節流苟延生命，已經沒有多餘的力氣再去製造足量的蛋白質，所以那些原本屬於正常時期才需要的蛋白質（如控制、品管校核等相關工作），插『插梢』的工作根本就不會去理它們，也就是說將它們擱置在冷宮之中[註23]。問題就出現在當缺氧時期，細胞裡頭會產生大量的自由基，大幅的破壞 DNA 結構，加上修復的工作也明顯減少，於是一旦當幾個關於複製的基因遭到破壞突變之後，由於品管控制的基因都已因為缺氧而停頓工作，因此細胞成了標準癌細胞（不受控制複製分裂）的機率也就大大的提升[註24]！

■ ■ ■ 慢性缺氧 造成 動脈硬化

簡單的說起因於細胞缺氧讓血液酸化及自由基溢出，所造成血管內膜破損後產生的慢性連鎖沉澱反應。

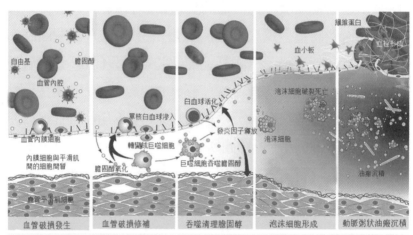

圖14　當血管內膜一旦發生破損，血液中的血小板就立刻得負責修補破洞，先是用大量的膽固醇被充當成模板墊襯角色，然後再用纖維蛋白充當鋼筋、紅血球及血小板當成水泥和砂石材料填補這些破洞，當這些像水泥塊一般的血栓暫時填補破洞後，血管內膜細胞也會同時複製分裂將洞口修復滑順。在破損口底部充作模板的低密度膽固醇，常因位於上面已修復封閉出口，使得這些膽固醇只能留在血管內膜層和血管平滑肌之間，這些被滯留的低密度膽固醇因為氧化臭酸，而引發單核白血球很鑽進去現場，再變身為大型的巨噬細胞後再吞掉它們做為處理方式，只是吞掉膽固醇的巨噬細胞體積突然的變得過份巨大（這時稱為泡沫細胞），行動更加困難，更不可能返回血管內，只能暫時在這狹小空間裡待著漸漸死去並沉積在這兒，經年累月在同樣的地方破損、修補、清除防禦、吞噬、死亡、沉積，漸漸地血管壁隆起像一座座火山一樣，形成所謂的血管粥狀動脈硬化。

前面曾經討論過血管的基本構造，從裡到外包括血管內皮（膜）層、平滑肌層、和締結組織層等，在血管內膜層和平滑肌層之間其實並不是完全緊密貼合的狀態，也就說這兩層之間是可以塞東西的！由於血管內膜層實際上是僅僅由一個細胞厚度所構成的薄膜，因此很容易會因為細胞損傷而有破洞。

問題就出現在當缺氧時多數的細胞會進行無氧呼吸代謝，大量的乳酸和氫酸離子溢出到細胞外，先是將細胞外部的環境變得酸化，之後再藉著滲透方式進入到血液中，將血液的 pH 值降低（變酸）[註 25]。酸化的細胞外液或者血液很容易就會讓細胞膜的結構不穩定甚至崩散，而在血管內膜層呈現局部大面積的破損。更慘的是在慢性的缺氧呼吸代謝下很容易及溢出產生大量的自由基，溢出來的自由基也會隨著細胞間液進入到血液中，薄薄的血管內膜就在這雙重打擊之下破損累累[註 26]。

血管是身體裡最重要的運輸通道之一，因此只要血管內膜一旦有破損發生，血液中的血小板就立刻得負責修補破洞，先是用大量的膽固醇被充當成模板墊襯角色，然後再用纖維蛋白充當鋼筋、紅血球及血小板當成水泥和砂石材料填補這些破洞，當這些像水泥塊一般的血栓暫時填補破洞後，血管內膜細胞也會同時複製分裂將洞口修復滑順[註 27]。

只可惜那在破損口底部充作模板的膽固醇，常常會因為位於上面已修復封閉出口，使得這些膽固醇只能留在血管內膜層和血管平滑肌之間，高密度的膽固醇還可以被這兩層的細胞使用，但是低密度的膽固醇則只能留在原地被蓋住。當時間一久這些被滯留的低密度膽固醇就會氧化臭酸，血管中到處巡邏的單核白血球很快地就會鑽進去現場處理，清理它們的最好方式就是從一個小小的單核白血球變身為大型的巨噬細胞後再吞掉它們，只是吞掉膽固醇的巨噬細胞體積突然的變得過份巨大（這時稱為泡沫細胞），行動更加困難，更不可能返回血管內，只能暫時在這狹小空間裡待著漸漸死去並沉積在這兒[註28]。

像這樣的情況在血管中一直不斷的發生，尤其以缺氧地區的血管發生更加明顯，經年累月在同樣的地方破損、修補、清除防禦、吞噬、死亡、沉積，漸漸地血管壁隆起像一座座火山一樣[註29]，這條血管所供應的細胞也將越發缺氧，而反過來血管粥狀動脈硬化也令原來的缺氧問題變得越來越嚴重。

■ ■ ■ 慢性缺氧 造成 組織纖維化

簡單的說當細胞外的間質因為缺氧而破損後，身體自發採取的修復結果。

我們都聽過身體某部位纖維化的問題，譬如小至一般傷口的

癒合、女性愛美美的膠原蛋白，大至肺纖維、肝纖維、腎纖
維化，嚴重的甚至是腫瘤化等等情況，雖然對身體而言似乎
是有好有壞的功能，但是不論是怎樣的問題，這些身體內的
纖維組織是由纖維母細胞分泌不同纖維蛋白後交替堆疊而成
結果[註30]。只不過當我們身體成熟之後，纖維母細胞只會像
養護工程隊一樣僅僅做修補的事情。只要我們身體任何一處
的細胞受損，它們就會大量的釋放包括彈力蛋白、膠原蛋白
等等的纖維蛋白，當作鋼筋或鋼骨鋪設架構在細胞外面的間
質上面。

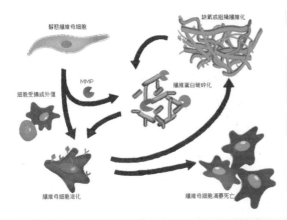

圖 15　當細胞面臨
慢性缺氧時，由於
想爭取多一點的氧
氣流通，所以就會
大量分泌一類叫做
MMP 的金屬基質消
化蛋白酶，將細胞
外間質的纖維蛋白
網破壞剪碎。可是
當越來越多的纖維蛋白碎片訊息傳送到周遭的纖維母細胞後，它將啟
動分泌更多的纖維蛋白原，朝那破碎處遞送，甚至複製分裂更多的幫
手前去修補，於是越是缺氧，細胞間質越是破損嚴重，之後也被纖維
蛋白包覆得越緊密，而使這區的細胞越來越缺氧，於是走入惡性循環
的迴圈。

問題就出現在當我們的細胞長期面臨慢性缺氧的情況時，由
於想爭取多一點的氧氣流通，所以就會大量分泌一類叫做

MMP 的金屬基質消化蛋白酶，將細胞外間質的纖維蛋白網破壞剪碎。當越來越多的纖維蛋白碎片訊息傳送到周遭的纖維母細胞之後，它很快地就會啟動分泌更多的纖維蛋白原，朝那破碎處遞送，甚至複製分裂更多的幫手前去修補，於是越是缺氧，細胞間質越是破損嚴重，但之後被纖維蛋白包覆得越緊密[註31]，當然啦，這區的細胞也就越來越缺氧，於是更走入惡性循環的迴圈！

很多的內科或外科醫生在臨床上常常會發現，只要病患的某器官發炎一陣子之後，很容易的就會發生纖維化現象，例如長期肝炎後因發肝纖維化等等問題，但其實這也是該處細胞長期慢性缺氧所引發的現象之一[註32]。在前面曾經討論過有關慢性發炎的機轉，大多數都是其因於細胞慢性缺氧之後，細胞為了快速獲取血氧，於是以釋放出前列腺素為手段來製造發炎，使血液氧氣能快速的集中在缺氧區域。可是發炎的本身一樣會帶來大量防禦部隊，包括白血球、巨噬細胞等等的駐紮，它們為了鑽進發炎的地區以及巡邏防守，一樣得分泌大量的 MMP 金屬基質消化蛋白酶，來幫它們剪開細胞間質的纖維蛋白作為開路方式[註33]。另外由於大量的液體進入到發炎地區，也會將細胞之間的間質結構撐開破壞。在這種雙重損傷之下，維持細胞外面間質結構的纖維蛋白已被破壞得完無體膚，纖維母細胞當然得大力的盡它的責任：將這裡團團圍住囉[註34]！

■ ■ ■ ■ 慢性缺氧 造成 血栓

簡單的說因為慢性缺氧造成持續性破損，為了修補破損則提高栓塞形成，但同時也增加游離血栓濃度。

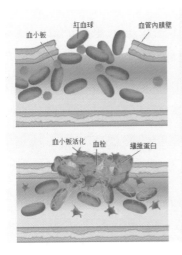

圖 16　纖維蛋白就像是血栓中的鋼筋一樣，而紅血球則是像石頭一樣的級配料，血小板就像沙子一樣，但它同時也會分泌出的鈣和磷等像水泥一般的物質，當這幾項東西混在一起之後，將會形成像鋼筋混凝土那樣的硬塊來將血管中的破洞填補，這時的硬塊稱作栓塞。然而如果這個栓塞從原來填補的地方脫落了，隨著血流循環流走，則稱作游離血栓。

由於我前半生的職業背景是一位開業建築師，所以常常在我演講或寫作時總是會不小心出現建築工程之類的比喻，在我們環境中最常見到的鋼筋混凝土其實就和血管裡的血栓幾乎一模一樣。顧名思義鋼筋混凝土是鋼筋、砂、石、水泥和水等材料依照比例調和後所形成的高耐力構築材料。同樣的，纖維蛋白就像是血栓中的鋼筋一樣，而紅血球則是像石頭一樣的級配料，血小板就像沙子一樣，但它同時也會分泌出的鈣和磷等像水泥一般的物質，當這幾項東西混在一起之後，將會形成像鋼筋混凝土那樣的硬塊來將血管中的破洞填補，

這時的硬塊稱作栓塞[註35]。然而如果這個栓塞從原來填補的地方脫落了，隨著血流循環流走，則稱作游離血栓[註36]。

問題就出在當身體處在長期慢性缺氧的狀況下急需補充更多的氧氣，所以紅血球將會被大量的製造出來，由於數量越來越增多而『道路』卻越來越狹窄，所以造成壅塞的狀況，甚至許多的紅血球都會呈現堆疊現象[註37]。同時缺氧所引發的細胞間質破碎的問題，也因為 MMP 金屬基質蛋白酶的大量分泌，使得血管壁破損的情況越發嚴重。另外也由於缺氧持續發生，所以血管粥狀油瘢的壟起高度越來越高，加上缺氧所引起自發性的血管收縮，使得這些油瘢破損的機率相當偏高。為了修補這些血管的破損，大量的纖維蛋白也被釋出，當然血小板的濃度也隨著水漲船高[註38]，血管壁看上去就像古時候乞丐的衣服一樣滿身補釘囉！

其實這個時候雖然修補的機率很多，一般來說多數的栓塞還是相當的牢固，只不過由於缺氧狀態下那些紅血球是堆疊的

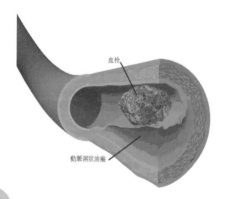

血栓

動脈粥狀油瘢

圖17　由於缺氧狀態下那些紅血球是堆疊的黏結在一起，加上栓塞裡面常常又加了血管粥狀油瘢的油脂，一旦血管又收縮一陣子之後，栓塞很容易的就脫落到血液裡頭，隨著循環到處遊走，塞到哪邊哪裡就倒楣囉！

黏結在一起，加上栓塞裡面常常又加了血管粥狀油瘢的油脂，一旦血管又收縮一陣子之後，栓塞很容易的就脫落到血液裡頭，隨著循環到處遊走，塞到哪邊哪裡就倒楣囉！

■ ■ ■ 慢性缺氧 造成 大量自由基

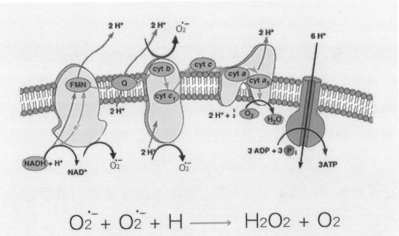

$$O_2^{\cdot-} + O_2^{\cdot-} + H \longrightarrow H_2O_2 + O_2$$

圖18　當細胞一邊用著無氧呼吸代謝，一邊又得隨時運用著不足夠的氧氣進行有氧呼吸代謝來多生產點能量。在這一會兒開又一會兒關的情況下，反而會讓粒線體在傳遞電子的過程中，會因為乍然沒氧氣而停頓並大量的溢散到粒線體外面。就像剛燒起的木炭火爐突然地將它悶住而冒出濃煙的情況一樣。這些像濃煙一樣的電子很快地就溢散出來，而變成是我們耳熟能詳的自由基。

簡單的說因為開開停停的動作，使得像發電機一般的粒線體將發生不完全燃燒而產生像黑煙一般的自由基溢出。

前面曾經討論過，有氧呼吸代謝時，粒線體將分解過的糖分子通過所謂的檸檬酸代謝轉換後形成較高的電子壓，之後再利用這個電子壓驅動一個製造能量的渦輪機（ATPase）合成 ATP 能量，當然這些電子流出那個渦輪機之後是需要利用氧氣轉換成水（兩個氫質子 (H^*) 加上一個氧分子 (O)＝水 H2O）否則這整個過程都將停止[註39]。

然而，當長期在慢性缺氧的情況下，細胞為了生存將會一邊得利用著無氧呼吸代謝苟延殘喘，一邊又得隨時運用著不足夠的氧氣進行有氧呼吸代謝來多生產點能量。問題是一會兒開又一會兒關的情況下，反而會讓粒線體在傳遞電子的過程中，會因為乍然沒氧氣而停頓並大量的溢散到粒線體外面。這就像剛燒起的木炭火爐突然地將它悶住而冒出濃煙的情況一樣。這些像濃煙一樣的電子很快地就溢散出來，而變成是我們耳熟能詳的自由基[註40]。它不但可以快速的穿越出細胞，同時還直接破壞周遭的所有東西。

第 三 章

缺氧引發的訊號

■ ■ ■ 為什麼缺氧的人怎麼睡都不足？

簡 單的說因為這些人的快速眼動睡眠的時間不足，大腦沒法重新對身體分配能量以及對資訊進行重組，而欠下所謂的睡眠債，所以當然睡不夠。

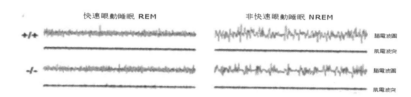

快速眼動睡眠 REM　　　　　非快速眼動睡眠 NREM

+/+　　　　　　　　　　　　　　　　　　　　　　　腦電波圖

　　　　　　　　　　　　　　　　　　　　　　　　肌電波突

-/-　　　　　　　　　　　　　　　　　　　　　　　腦電波圖

　　　　　　　　　　　　　　　　　　　　　　　　肌電波突

圖 19　透過睡眠前期的非快速眼動睡眠 (Non-REM) 將細胞在白天所獲得的能量利用各種代謝方式轉換及儲藏，而快速眼動睡眠 (REM) 則是透過大腦的運作將這些能量從多餘的區域重新分配到匱缺的細胞區，同時也將白天所獲得的資訊重整以備第二天去掠取食物所用。

由於睡眠是身體將能量重新分配和資訊重整的一種過程。透過睡眠前期的非快速眼動睡眠 (Non-REM) 將細胞在白天所獲得的能量利用各種代謝方式轉換及儲藏，而快速眼動睡眠 (REM) 則是透過大腦的運作將這些能量從多餘的區域重新分配到匱缺的細胞區，同時也將白天所獲得的資訊重整以備第二天去掠取食物所用[註1]。

由於大腦細胞在這段期間更是需要足夠的氧氣，以轉化能量來進行全身能量的分配工作[註2]，一旦氧氣不足，這些能量的分配和資訊的重整就會不完整甚至被迫中斷，甚至會欠下所

謂的睡眠債[註3]。因此只要身體是在長期慢性缺氧的情況下，像是那些常打鼾、患有睡眠呼吸中止症、或是患有心腦血管疾病（如中風、狹心症等）、癌症等缺氧性疾病的人，不論怎麼睡都不會感到滿足[註4]，除非他在那段快速眼動時期的缺氧環境或狀態能獲得改善。

■ ■ ■ 為什麼缺氧的人初期食量會激增？

由於在缺氧初期大多數的細胞從有氧呼吸代謝轉成缺氧呼吸代謝，能量的獲得大幅降低，必須藉由大量進食以補足能量的不足情況。

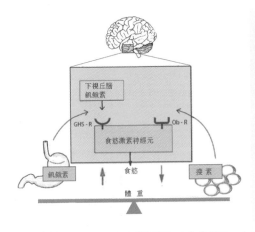

圖 20 在正常有氧呼吸代謝的情況下，一個葡萄糖可以生產 38 個能量，但是一旦在無氧的情況時，只能產出 2 個能量，因此細胞為了滿足原本的能量水平，就得大量的運用無氧呼吸代謝低效率的製造能量。在這種情況的初期，身體就會釋放大量飢餓素 (Ghrelin)，刺激我們進食吃東西以大量的補充食物，作為補充能量不足的短暫代償現象。

吃下去的大多數食物一般都轉化成葡萄糖，而在正常有氧呼吸代謝的情況下，一個葡萄糖可以生產 38 個能量，但是一

且在無氧的情況時，只能產出 2 個能量，因此細胞為了滿足原本的能量水平，就得大量的運用無氧呼吸代謝低效率的製造能量。在這種情況的初期，身體就會釋放大量飢餓素（Ghrelin），刺激我們進食吃東西以大量的補充食物，作為補充能量不足的短暫代償現象[註5]。

所以當你或周遭的親朋好友如果突然間在一段時期的食量比平常增多了一些，或者很想吃東西，既不是在懷孕、也不是身體復原、也停止了轉大人時期、同時健康狀態也不見得有多好的情況下，那麼他／她十之八九已處在慢性缺氧的狀態下了！

■ ■ ■ 為什麼缺氧的人體重常會過重？

在缺氧的初期人體大多數的細胞從有氧呼吸代謝轉成無氧或缺氧呼吸代謝，能量的產能大幅降低，除了藉由大量進食補足能量的不足之外，短期內多餘的食物只能暫存轉換成脂肪儲存起來。

我們日常的食物到體內後一般都轉化成葡萄糖，在正常有氧呼吸代謝的情況下，一個葡萄糖可以生產 38 個能量，但是在無氧的情況時，卻只能產出 2 個能量，因此細胞為了滿足原本的能量水平，只能得大量的運用低效率的無氧呼吸代謝製造能量。這就像前面所討論的，身體就會釋放大量飢餓素

（Ghrelin），刺激我們進食吃東西以大量的補充食物，作為補充能量不足的短暫代償現象。只是當這個代償成了習慣之後，慢性缺氧的情況依然沒法改善，而體外的能量補給依然超過身體所需，因此只能轉化成脂肪酸，進入到脂肪細胞內儲存，體重自然的越來越增加[註6]。

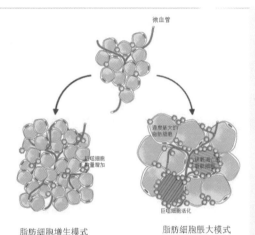

微血管

巨噬細胞數量增加

脂肪細胞增生模式

過度墨大的脂肪細胞

缺氧壞死的脂肪細胞

巨噬細胞活化

脂肪細胞脹大模式

圖 21 在缺氧情況下，細胞為了滿足原本的能量水平，便透過進食大量的補充食物，作為補充能量不足的短暫代償現象。可是當這代償成了習慣之後，慢性缺氧的情況依然沒法改善，而體外的能量補給依然超過身體所需，因此只能轉化成脂肪酸，進入到脂肪細胞內儲存，體重自然的越來越增加。

這種現象常見於遭遇工作壓力過大者、情緒遭遇刺激者、長期睡眠不足者，所有慢性疾病初期者等等類似族群，在潛在的心理和生理需求下，他們的缺氧細胞要求大量進食補充能量損耗來彌補現實中的不足。

■ ■ ■ 為什麼缺氧的人有時體重會過瘦？

在缺氧的中期之後，人體大多數的細胞已經變成慢性缺氧呼吸代謝，能量的產出大幅降低，因此除了藉由大量進食補足

能量的不足之外，還得加上原本儲藏能量的脂肪細胞，才能補平身體運作的能量缺口。

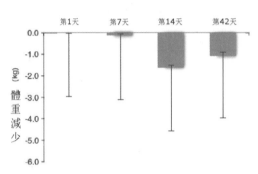

圖 22　在無氧的情況時，細胞為了補足正常機能運作的能量水平，會透過釋放飢餓素刺激多進食作為補充能量不足的短暫代償現象。但是當長期慢性缺氧的情況沒法獲得改善時，一旦當這些多出的食物所轉換的能量仍然不足以補足身體能量所需之際，身體只能從脂肪細胞裡將『存款』提出來再轉化燃燒成能量，體重自然的也將越來越輕了。

就像前面所討論的，當食物到體內後一般都轉化成葡萄糖，而在正常有氧呼吸代謝的情況下，一個葡萄糖可以生產 38 個能量，但是在無氧的情況時，卻只能產出 2 個能量，因此細胞為了補足正常機能運作的能量水平，只得運用低效率的無氧呼吸代謝大量製造能量。這就像前面所討論的，身體在初期雖然因為需求而釋放飢餓素（Ghrelin），刺激我們進食吃東西來補充食物，作為補充能量不足的短暫代償現象。但是這種的短暫代償只能治標，長期慢性缺氧的情況依然沒法獲得改善。一旦當這些多出的食物所轉換的能量仍然不足以補足身體能量所需之際，身體只能從脂肪細胞裡將『存款』提出來再轉化燃燒成能量，體重自然的也就越來越輕了註7。更慘的是當身體面臨長期慢性缺氧的情況下，一般來說細胞

也會發生慢性發炎情況，於是就像之前所討論過的，附在細胞膜外面的胰島素受體也會因此漸漸被摧毀破壞，不但葡萄糖不容易進到細胞裡，甚至多餘的血糖也沒辦法被脂肪細胞納入儲藏，結果就像糖尿病中後期的患者一樣：變瘦囉[註8]！

■ ■ ■ 為什麼缺氧的人血壓會偏高？

簡單的說因為大多數高血壓的現象是因為原先細胞周遭的血壓不足，進而造成氧氣滲透進入細胞的數量（或效率）變差，而使細胞面臨缺氧。細胞為了獲得更多的氧氣因此便促使血管收縮，於是血壓當然偏高囉！

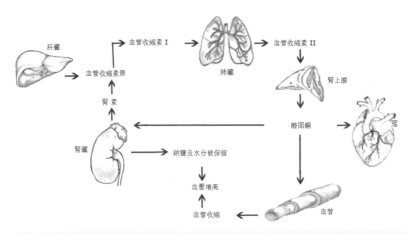

圖 23　當腎臟裏腎絲球旁器偵測到血壓不足時，代表身上多數細胞的血氧滲透力也不足。因此它就會分泌大量的腎素啟動身上主要的血管縮收系統：腎素－血管收縮素－醛固酮循環，造成血管收縮而使血壓提高一點，血氧的滲透功能也因此變強，當然大多數的細胞缺氧現象也可以獲得暫時的緩解，只不過用血壓計量出的血壓數值將因此提高了。

控制人體血壓的主要器官是腎臟裏頭的腎絲球旁器，說穿了其實它就是我們身體血氧的主要偵測控制器之一，由於腎絲球裡頭的血管是身上最細微的血管之一，如果那裏的血液壓力不足，除了很難達成血液過濾及排除的功能，同時也代表身上多數細胞的血氧滲透力不足。因此當它偵測到血壓不足時，就會分泌大量的腎素啓動身上主要的血管縮收系統：腎素－血管收縮素－醛固酮循環，造成血管收縮而使血壓提高一點，血氧的滲透功能也因此變強，當然大多數的細胞缺氧現象也可以獲得暫時的緩解，只不過用血壓計量出的血壓數值將因此提高了[註9]！

很多人天天都在量血壓，總是認爲高血壓會讓腦血管『爆管』，於是想盡辦法每天乖乖地吃一堆醫生開的擴張血管藥物讓它降下來而沾沾自喜，當然啦，他們卻不知道那些數以兆計的細胞也爲此天天和這些藥物在對抗打仗，畢竟它們強烈的需要『氧』來活命！

■ ■ ■ 為什麼缺氧的人血脂會偏高？

當細胞面臨慢性缺氧的初期，原先高效能的有氧呼吸代謝，被迫部分使用低效能的缺氧呼吸代謝，而使細胞獲取的能量不足。缺氧細胞只能比平常吃更多的葡萄糖來製造能量。當人的飲食也如同之前一樣時，細胞的食物分配自然就不足，於是身上的脂肪細胞中儲存的三酸甘油得先轉換成游離脂肪

酸釋出到血液中，之後流到肝臟裡再轉換成血糖釋出到血液裡，於是血脂在這個時期會逐漸的偏高[註10]。

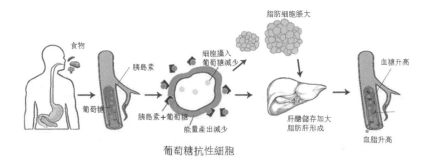

圖 24　當細胞在長期慢性缺氧下，表面的胰島素受體將因慢性發炎而受損，血糖進入細胞的效率變差，因此使肝臟調控這些過多血糖轉變成脂肪酸，並且就近儲存到肝臟附近的脂肪組織形成脂肪肝，甚至再將這些多餘的游離脂肪酸再轉換成膽固醇以及膽汁，而所進食的內容中有任何的油脂，都能很有效率的被吸收轉換成膽固醇而結合成低密度膽固醇，於是在這段時期血液中的膽固醇指標也將逐漸推高。

但是當細胞經過長期慢性缺氧之後，表面的胰島素受體將因慢性發炎而受損，血糖進入細胞的效率變差，因此使肝臟調控這些過多血糖轉變成脂肪酸，並且就近儲存到肝臟附近的脂肪組織形成脂肪肝，甚至再將這些多餘的游離脂肪酸再轉換成膽固醇以及膽汁，而所進食的內容中有任何的油脂，都能很有效率的被吸收轉換成膽固醇而結合成低密度膽固醇，於是在這段時期血液中的膽固醇指標也將逐漸推高[註11]。

之後的慢性缺氧使脂肪細胞引發慢性發炎，將使得細胞膜上

的胰島素受體破壞，而讓血液中游離的脂肪酸無法進入脂肪
細胞內儲藏，反而使得原有在脂肪細胞裡的三酸甘油脂加速
的轉換成游離脂肪酸往血液裡釋出，結果在這段時期使血脂
很快的就超過標準值一倍以上！

■ ■ ■ 為什麼缺氧的人血糖會偏高？

幾乎所有長期慢性缺氧所導致的血糖偏高問題，最後都演變
成第二型糖尿病的症狀，當然也成為這些患者的病因根源。

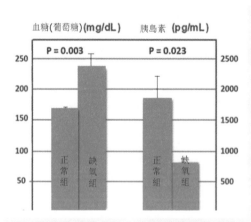

圖25 當身體面臨長期慢性缺氧的情況下，細胞也會因此發生慢性發炎情況，位在細胞膜外面的胰島素受體也會因此漸漸被摧毀破壞，胰島素也因為受體減少而使葡萄糖帶進細胞變得困難，所以當吃進身體的血糖不容易進到細胞裡，甚至多餘的血糖也沒辦法被儲藏到脂肪細胞內，當然血糖值也就越缺氧越高。

當食物進入體內後一般都轉化成葡萄糖，而在正常有氧呼吸
代謝的情況下，一個葡萄糖可以生產 38 個能量，但是在無
氧的情況時，卻只能產出 2 個能量。因此細胞為了補足正常
機能運作的能量水平，只得運用低效率的無氧呼吸代謝大量
製造能量。因此像大多數糖尿病患在初期行為一樣，身體會

大量的進食吃東西來補充食物，作為補充能量不足的短暫代價，但是這種的短暫代價只能治標，長期慢性缺氧的情況依然沒法獲得改善。

於是當身體面臨長期又慢性缺氧的情況下，細胞也會因此發生慢性發炎情況，位在細胞膜外面的胰島素受體也會因此漸漸被摧毀破壞，胰島素也因為沒有受體而沒法將葡萄糖帶進細胞裡，所以當吃進身體的血糖不容易進到細胞裡，甚至多餘的血糖也沒辦法被儲藏到脂肪細胞內，當然血糖值也就越缺氧越高囉[註12]！

■ ■ ■ 為什麼缺氧的人總是感到疲倦？

疲倦的主要因素是因為細胞的能量不夠，就像一個接近電池快耗盡的玩具那樣越來越慢，或者像是用 50CC 的小引擎拖著 2 噸重的東西爬坡的情況很類似，因為已經超過負荷了，才會發生疲倦感！

在正常有氧呼吸代謝的情況下，一個葡萄糖可以生產 38 個能量，但是在無氧的情況時，卻只能產出 2 個能量。雖然缺氧的情況不至於只讓細胞完全的使用無氧呼吸，但是卻因此讓身體的能量獲取打了七折八扣而呈現不足的情況，在能量不足又必須進行活動時，身體除了放慢行動力之外，已很難再應付更多的挑戰。而這裡所說的身體行動力包括大腦的思

考及肢體的行動，畢竟這些都是相當耗用能量的動作[註13]。

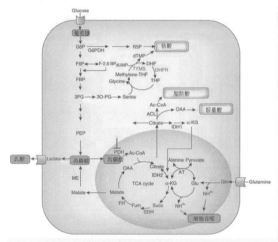

圖26　當處於缺氧或無氧呼吸代謝狀態時，除了能量的產出減少之外，還會附帶產出乳酸副產物。一般來說每個葡萄糖經過無氧代謝將產出2個乳酸，因此越是在缺氧嚴重的身體部位，將越容易堆積越多的乳酸，這些乳酸理論上將隨著血流返回到肝臟再回收轉變成肝糖儲存或再轉化成血糖，只是因為那些細胞缺氧，滲透率及血流運轉速度也不足，所以堆積在那裡，代表這裡缺氧，也代表這裡疲倦不堪，但並不代表是它所造成的。

很多人常認為身體疲倦是因為乳酸堆積所導致，其實這只是一個倒果為因的舊時說法。當我們處於缺氧或無氧呼吸代謝狀態時，除了能量的產出減少之外，還會附帶產出乳酸副產物。一般來說每個葡萄糖經過無氧代謝將產出2個乳酸，因此越是在缺氧嚴重的地方將越容易堆積越多的乳酸，這些乳酸理論上將隨著血流返回到肝臟再回收轉變成肝糖儲存或再轉化成血糖，只是因為那些細胞缺氧，滲透率及血流運轉速度也不足，所以堆積在那裡，代表這裡缺氧，也代表這裡疲倦不堪，但並不代表是它所造成的[註14]。

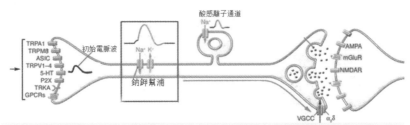

圖 27　身上的痛感主要是透過分布在全身四周的神經纖維上的一個叫做傷害感受器 (nociceptor) 偵測體的被啟動，而在這些傷害感受體上面都含有一種叫做酸感離通道 (Acid-Sensing Ion Channels) 的神經受體。只要周遭的細胞發生酸化，這些神經離子通道就會被活化，因而啟動傷害感受器，激發神經纖維傳遞訊號到大腦的痛感中樞而產生痛感。

■ ■ ■ 為什麼缺氧的人全身常感到痠痛？

痠痛的起源發生在身體組織部位出現酸化現象，進而也使那裡的神經纖維遭受異常激化而產生痠痛感。

我們身上的痛感主要是透過分布在全身四周的神經纖維上的一個叫做傷害感受器 (nociceptor) 偵測體的被啟動，而在這些傷害感受體上面都含有一種叫做酸感離通道 (Acid-Sensing Ion Channels) 的神經受體。只要周遭的細胞發生酸化，這些神經離子通道就會被活化，因而啟動傷害感受器，激發神經纖維傳遞訊號到大腦的痛感中樞而產生痛感[註 15]。

前面曾經討論過在有氧代謝時，除了能量之外還會產生二氧化碳，這個二氧化碳一旦離開細胞後便和水結合成重碳酸而進入血液，而後再到肺泡中交換成二氧化碳散到大氣中。可是當身體處於慢性缺氧狀態時，無氧呼吸代謝就發生在大多數的細胞中，反而使得細胞外的重碳酸濃度減少而氫離子的濃度增加。這個情況下細胞外的酸鹼度就越來越形成酸化現象，周遭神經纖維上的酸感離通道的神經受體很快的就被激化而產生酸痛感[註16]。

慢性缺氧的細胞群因為想要快速的獲得血氧，因此大量分泌發炎物質而形成所謂的慢性發炎，而在這些制式的發炎物質中為了殺菌等目的所以也含有大量的酸性物質，因而啟動酸感離子通道造成痛感。這也是為何越是遭遇嚴重的發炎現象，痛感的程度越大。而慢性缺氧所產生的慢性發炎加上原本缺氧所造成細胞的酸性環境，將會使得身體缺氧部位從原本的酸感漸漸轉成較大痛感，當然哀哀叫的情況也就越發嚴重囉[註17]！

■ ■ ■為什麼缺氧的人情緒總是低落？

決定我們情緒高亢或低落的機制是大腦對身體的目標是否達成而所回饋的一種獎賞，如果持續一段時期都沒有達成，那麼大腦就沒法給自己獎賞，情緒自然的就會進入低潮期。

我想讀者馬上就會問到，何謂身體的目標？畢竟每個人都不一樣，而且能否達成的程度也不相同啊？沒錯，有人的目標小到只要一口飯吃就滿足、有人非得娶個美女才滿足、有人卻非得當上總統才肯罷休。但是對身體而言，我們所有的目標都不外乎是『生物』性的滿足罷了，而前面所說億萬個各人目標說極簡化一些，也只是為了能讓各人身體能持續的獲取能量的一種手段罷了。一口飯的目的是滿足維持生命一天的需求、娶個美女是為了讓身體的能量能透過繁衍的行為讓多些人幫忙持續擴充、而當上總統也只是為了擴張自己以外讓更多關係人維持更久的生命能量擴充需求的一種舉動罷了，因為所有的行動都是為了讓生命體獲取安全無虞甚至持續的能量供應罷了！

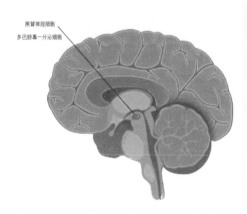

黑質神經細胞
多巴胺專一分泌細胞

圖 28　當身體處於慢性缺氧呼吸代謝的情況下，大腦中掌控行動的黑質細胞也會因此感知能量不足，而沒法有效的分泌多巴胺的神經傳遞物質來命令身體行動，同時大腦製造快樂激素的中裂縫核細胞也沒法多分泌一些血清素來安撫不安的心靈，也因此缺氧的人在情緒上就因為缺乏獎賞而越來越低落。

所以在 10000 年前我們會為了因為下一餐沒有著落而憂鬱，那是因為肚子感測不到食物進入，同時大腦感測不到有充足的能量，所以大腦不能給我們獎賞，反過來卻是讓你憂鬱、緊張、壓力，逼迫你想辦法去行動獲取食物補充能量。10000 年之後，我們的社會在正常情況下食物算是相當容易取得，但是常常卻是因為血氧的供應不足，而從有氧呼吸代謝的高效率獲取能量、轉變成低效率的缺氧呼吸代謝、甚至最後變成無氧呼吸代謝的情況，大腦中掌控行動的黑質細胞也因此感知能量不足，而沒法全效的分泌多巴胺的神經傳遞物質來命令身體行動[註 18]，同時大腦製造快樂激素的中裂縫核細胞也沒法多分泌一些血清素來安撫不安的心靈，也因此缺氧的人在情緒上就因為缺乏獎賞而越來越低落囉[註 19]！

■ ■ ■ 為什麼缺氧的人消化排便特別差？

消化功能的強弱是藉由腸胃道的肌肉蠕動和纖毛吸收以及腸道中寄生的細菌等的協同作用，才能將吃進去的食物廢渣順利的排出體外。但是如果腸道細胞本身處在缺氧的環境下時，肌肉的蠕動力量不足，腸道纖毛皮層的緊閉連結（Tight junctions）漸漸鬆散，腸道的黏膜厚度漸漸變薄，菌種的生態漸漸改成偏酸性[註 20]，這些都使得糞便黏度增加，也使含硫量加大而因此變臭，造成消化道及排便功能越來越差[註 21]。

人類所有努力的本源就是爲了獲取食物以求生存，因此當食物進入胃中磨碎酸解之後，便進入小腸和大腸內以吸收食物的精華。可是當腸胃道細胞處在慢性缺氧呼吸代謝初期時，細胞將產生大量的氫酸離子溢出到細胞外的腸黏膜組織，降低原有腸道的酸鹼值，而呈現偏酸化的現象。這使得原有小腸大腸中的細菌群大幅減少，並偏向產出乙酸及硫化物而減少甲烷產出的菌種[註22]，這使得糞便的黏度增加，同時加重糞便惡臭，就像是大量進食肉類腐敗一樣。

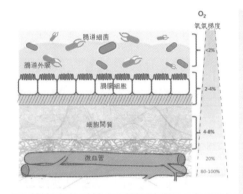

圖 29　當腸胃道細胞處在慢性缺氧呼吸代謝初期時，細胞將產生大量的氫酸離子溢出到細胞外的腸黏膜組織，降低原有腸道的酸鹼值，而呈現偏酸化的現象。這使得原有小大腸中的細菌群大幅減少，並偏向產出乙酸及硫化物而減少甲烷產出的菌種，這使得糞便的黏度增加，同時加重糞便惡臭，就像是大量進食肉類腐敗一樣。

更嚴重的是，當腸道細胞持續的慢性缺氧將啓動慢性發炎，這除了使得腸道細胞的因爲免疫發應的攻擊造成腸道過度刺激而常發生腹瀉之外，嚴重一點的將導致克隆氏症（Crohn's disease）或腸躁症等等慢性腸潰瘍問題[註23]。尤其是長期發生之後，細胞爲了獲取更多的氧氣，便釋放出 MMP 之類的酵素將腸內黏膜破壞，同時順便將腸道纖毛皮層的緊閉連結剪

碎，而導致內外液及細菌滲透感染，結果非常容易發生大小腸癌的惡化現象[註24]。

所以當你長期的排便困難，或糞便的形態及臭味改變之時，你的腸胃道可能已經發生慢性缺氧的問題囉！

■ ■ ■ 為什麼缺氧的人學習力及智力比較差？

智力是一種大腦綜合反應的表現，包括注意力、邏輯力、語言能力、記憶力、社交力、反應力等等的交替反應。然而所有這一切都發生在大腦的神經元樹突分枝生長和交聯之間，但是卻需要大量的能量才能促進神經樹突分枝和交聯。但慢性缺氧卻降低細胞能量供給，不但無法刺激分枝生長，反而漸漸萎縮原有分枝關連而降低智力發展[註25]。

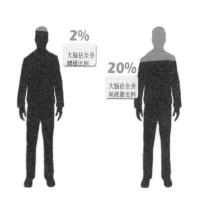

圖30 大腦雖然只佔身體大約2%的體重，但是卻得耗掉平均20-30%左右的身體總能量，因為這些能量的3/4除了供應神經傳遞訊號之外，其餘多餘的能量則用來生長神經樹突的分枝並和其他的神經交聯傳遞以發展智力和學習能力。

大腦雖然只佔身體大約2%的體重，但是卻得耗掉平均20-

30% 左右的身體總能量，因為這些能量的 3/4 除了供應神經傳遞訊號之外，其餘多餘的能量則用來生長神經樹突的分枝並和其他的神經交聯傳遞以發展智力和學習能力[註26]。大腦細胞在正常有氧呼吸代謝的情況下，一個葡萄糖可以生產 38 個能量，但是在無氧的情況時，卻只能產出 2 個能量。因此神經細胞為了維持正常訊號傳遞的能量水平，除了運用低效率的無氧呼吸代謝大量製造能量之外，也只能停止神經樹突的分枝並減少神經與神經之間的溝通傳遞。

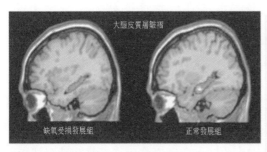

圖 31　當神經細胞處在慢性缺氧狀態下，運送所有神經分泌物的突觸小泡明顯的減低許多倍。而掌管記憶的海馬迴體在慢性缺氧後也呈現很大的萎縮情況。臨床長期追蹤出生時就因為缺氧受傷的小孩，他們的智力和學習力發展明顯的比正常小孩有很大的差異。

在前面我們曾討論過，細胞在缺氧的時候會設法減少細胞內的運作，因此透過一種叫 HDAC 的機制將 DNA 捆紮壓縮，以減少所有蛋白酵素的分泌來降低能量的損耗[註27]。研究發現當神經細胞處在慢性缺氧狀態下，運送所有神經分泌物的突觸小泡明顯的減低許多倍[註28]。而那掌管我們記憶的海馬迴體在慢性缺氧後也呈現很大的萎縮情況[註29]。在臨床的長期追蹤出生時就因為缺氧受傷的小孩也明顯的發現他們的智力

和學習力發展明顯的比正常小孩有很大的差異。看來老祖宗經常說的『精、氣、神』，看來沒有氧氣，大概也就沒有腦筋了[註30]！

■ ■ ■ 為什麼缺氧的人月經期前後都比以前痛？

適孕的女性在每次等待做人失敗之後，都會透過一套精細無比的有氧和無氧的運作程序，將沒有成功著床的子宮內膜給脫離並排出體外。只不過當女性身體長期缺氧情況下，使得無氧的過程提前擴大，而造成月經前後的痛感加劇。

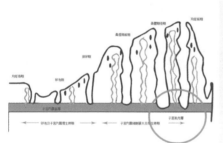

圖32　女性體質長期在慢性缺氧下，當加上經期前子宮自發性的缺氧狀況時，子宮內膜細胞就因此釋放大量前列腺素等的發炎因子，造成經前子宮內膜血液充脹，讓許多女性在經前產生強烈下腹腫脹感。而慢性缺氧所釋出的氫酸離子加上經前子宮部位劇烈缺氧所產出的大量氫酸離子，使神經纖維末梢的酸感離子通道被強烈激化，因而產生劇烈痛感。

月經的目的是要將舊的子宮內膜排出，重新再佈建一塊新的著床內膜，以迎接新生命的到來。正常子宮內膜的排舊佈新方式，是在經期前幾天將內膜下面的血管逐漸地收縮以減少血氧供應，快速且逐步的缺氧除了讓上面的內膜細胞越來

越匱乏而凋萎死去，同時也適當的釋出金屬基質消化蛋白酶（MMP）將這些內膜細胞和正常細胞的聯結剪斷。一旦一切的細胞都接近凋萎之後，便一次性的透過子宮的收縮將它們排出體外[註31]。

但是只要女性的體質（如二尖瓣脫垂）、行為（如喜好冰冷飲食）或環境（如長期工作壓力）等因素造成細胞長期的慢性缺氧，再加上經期前子宮自發性的缺氧狀況時，子宮內膜細胞就因此釋放大量前列腺素等的發炎因子，造成經前子宮內膜血液充脹，讓許多女性在經前產生強烈下腹腫脹感[註32]。而慢性缺氧所釋出的氫酸離子加上經前子宮部位劇烈缺氧所產出的大量氫酸離子，使神經纖維末梢的酸感離子通道被強烈激化，因而產生劇烈痛感[註33]。

■ ■ ■ 為什麼缺氧的人眼睛越來越花？

視力的好壞取決在眼底的視網膜健康與否，構成視網膜的關鍵部位則是先有一層光感受體（photoreceptor）在上面，接收經過瞳孔的光線，然後轉成神經訊號，傳給神經細胞，然後就傳到大腦視覺區了。因此視力健康或退化與否就和這層光感受體細胞息息相關。

光感細胞又分為桿狀細胞（rod cell）和錐狀細胞（cone cell），桿狀細胞負責夜間的視覺，對於微弱的光線比較敏感，

但對物體的敏銳度及顏色就不是很敏感，解析度也比較低。錐狀細胞（cone cell）負責日間的視覺，對影像解析度很敏銳集中在眼球或視野的中心部份，同時它們對顏色能有反應，可依照不同光線的頻率再細分不同錐狀細胞。當它們在運作的時候就得耗用大量的能量轉換光波而成神經脈波。

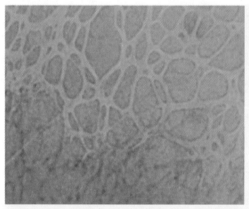

圖33　由於眼底的黃斑部感光細胞使用最頻繁，所以能量耗用最大，但是當眼底長期缺氧的結果，卻最容易誘發釋放血管新生因子（VEGF及FGF等），為的是使得底層微血管大量增生以求獲得多一點的血氧。但是這些新生的血管卻因為大量不規則的向上增生擠壓，結果造成這黃斑部上面的感光細胞的排列全被打散，當影像進入之後根本無法感光傳遞訊號，而使得所見的中間部位漸漸地呈現一團黑影。圖中一團糾結的部位就是缺氧而異常增生的血管。

問題是當身體面臨慢性缺氧的狀態時，原本的細胞能量平衡就會被缺氧呼吸代謝給打破，而使得光波轉換成神經波的效能變差變慢，開始時是反應速度變慢，接著是光感細胞漸漸凋萎，而使顏色的銳利度漸漸不再敏銳了，晚上漸漸看不清楚，再接著可見的視野漸漸的縮小[註34]，嚴重的人最後形成了青光眼，眼睛甚至失明[註35]。同時也由於眼部細胞的慢性

缺氧，爲了使細胞能急速獲取氧氣而大量分泌出發炎因子，因而造成眼球血液持續及不正常的充血腫脹，加上血管末梢的睫狀體外皮層細胞（ciliary epithelium）也因爲缺血缺氧因而大量釋出的金屬基質消化蛋白酶 MMP，已爭取多一些的細胞空隙，但卻因此破壞了旁邊的小梁網層（trabecular meshwork），在不斷的破壞修護之後，將這消散眼球分泌液的濾網給堵塞，因而造成眼壓過高，形成青光眼[註36]。

另外也由於眼底的黃斑部感光細胞使用最頻繁，所以能量耗用最大，但是當眼底長期缺氧的結果，卻最容易誘發釋放血管新生因子（VEGF 及 FGF 等），爲的是使得底層微血管大量增生以求獲得多一點的血氧。但是這些新生的血管卻因爲大量不規則的向上增生擠壓，結果造成這黃斑部上面的感光細胞的排列全被打散，當影像進入之後根本無法感光傳遞訊號，而使得所見的中間部位漸漸地呈現一團黑影[註37]。

不論是視野的周邊漸漸越縮越狹小，或者眼睛所看的中間部位黑點逐漸的變大，這些都是長期缺氧的所造成極致病症，但是當視力開始越變越差的時候，就得注意身體是否越來越缺氧了！

■ ■ ■ 爲什麼缺氧的人常常會感到心慌緊

張甚至發生心悸？

正常人平靜時候的心跳速率是每分鐘 70 到 75 下左右，心臟力夠強的運動員他們平靜時的心跳甚至可以達到每分鐘 30 到 45 下左右，而中老年人平靜時的心跳則提高到每分鐘 80 到 85 下左右。其實這些心跳的變化就像同一個人騎著一般 100cc 的機車，或者一部 500cc 的重型機車和一部 50cc 的小綿羊機車在市區內正常行駛的引擎轉速是一樣的意思。

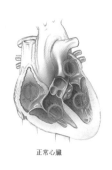 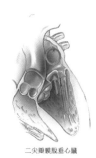

正常心臟　　　　　　二尖瓣膜脫垂心臟

圖 34　當心臟的左心房和左心室之間一片叫二尖瓣膜的（血）水閥生得過薄過長，以至於當下方的左心室收縮壓送血液出去到全身之際，這些瓣膜沒法承受這種的壓力因而造成部分膜片向上反凸出到左心房那方向，有點像吹半顆氣球那樣，同時也將原本應該要送出到全身的新鮮血液滯留下部分，這使得心臟的射出血量像心臟衰竭的人情況類似。

當我們的全身細胞漸漸感到缺氧之際，身體為了救濟細胞的困境，因而啟動加強血液供給的策略，其中最主要的方法就是增加血流的輸出。由於心臟是身體血液的總幫浦，所有血液的動能主要都來自心臟的收縮力，但是心臟的收縮力（或射血力）就像汽車的引擎一樣，除非經過特殊的保養，否則

一般來說隨著歲月拉長功能只會越來越差，很難再轉好變強。因此要加強血流也只能從多打幾次增加輸血頻率著手[註38]，這也和前面所說的機車引擎的強弱汽缸大小有明顯關係，畢竟類似哈雷機車這類的大氣缸心臟的重機，再跑 1 公里長的平路可能引擎只需轉動一萬轉，但是小綿羊機車卻得跳動十萬轉以上才能到達的情況一樣。

只不過人的壽命長短和心跳的總數有密切的關聯，一般來說一個人一輩子心跳數大約是 35 億次[註39]，如果是以每分鐘 72 下計算的話大概是活了 92 歲左右，只不過當你的心跳數

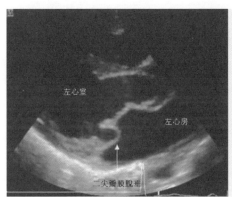

圖 35　因為這些天生或後天持續性缺氧的情況發生，心臟為了補償全身血氧的不足，因而常常發生心跳加快的情況，偶爾在加速的期間因為心跳頻率和血液壓送的調整不順情況下，將會發生過顫跳動的事件也就是心悸的現象。圖中是心臟超音波影像圖，患者的左心室瓣膜因為過長而發生所謂的二尖瓣膜脫垂現象，連帶也使心臟跳動加速。

一直是處在偏高狀態時，例如是每分鐘 85 下的話，那麼你就比跳 72 下的人就足足少了 14 年的壽命。問題是人為什麼會心跳的會比別人還快呢？主要是因為心臟漸漸沒力，而這個卻又是造成全身性缺氧的最主要原因，因此心臟為了代償

它的收縮力（或射血力）效率降低，於是加快心臟跳動。

心臟功能減弱的因素相當的多，但是其中有一種每 6 個人就有一人患得，叫做『二尖瓣膜脫垂』的先天性心臟缺陷病症，它們卻是造成心跳過快、心慌焦慮、經常心悸等等現象的主因之一，尤其它們更是造成全身性缺氧的禍首之一[註40]。這是因為某一型膠原蛋白的基因遺傳差異，導致這些人心臟的左心房和左心室之間一片叫二尖瓣膜的（血）水閥生得過薄過長，以至於當下方的左心室收縮壓送血液出去到全身之際，這些瓣膜沒法承受這種的壓力因而造成部分膜片向上反凸出到左心房那方向，有點像吹半顆氣球那樣，同時也將原本應該要送出到全身的新鮮血液滯留下部分。這使得心臟的射出血量像心臟衰竭的人那樣的血氧打了折扣的情況類似，因而造成全身性的部分缺氧[註41]。

也因為這些天生或後天持續性缺氧的情況發生，心臟為了補償全身血氧的不足，因而常常發生心跳加快的情況，偶爾在加速的期間因為心跳頻率和血液壓送的調整不順情況下，將會發生過顫跳動的事件也就是心悸的現象[註42]。至於這些人群因為血氧長期的供應不足，所以大腦下視丘周遭的黑質細胞也會感測發現，因而減少多巴胺的分泌，而使得焦慮不安的感覺一直在這些族群的腦袋裡如影隨形，往好處發展時這些人因為積極的代償行為使得社會的成就都相當的不錯，

但是一旦無所事事之際（如退休），那很容易就發展出所謂的精神官能症、躁鬱症等等壓迫自己及周遭親友的行為囉[註43]！

■ ■ ■ 為什麼缺氧的人常有耳鳴及頭暈現象？

在內耳裡有兩種功能和我們的生存密不可分，一個是平衡感，另一個是聽覺。而控制這兩種功能的細胞都是生長在內耳裡面的特殊毛細胞，透過它們的纖毛搖擺運動才能產生聽覺以及平衡感。但是長期的慢性缺氧將會引發慢性發炎及組織破壞而使得纖毛細胞凋萎造成耳鳴及頭暈眩現象。

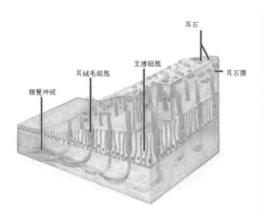

圖 36　內耳長期慢性缺氧時纖毛細胞會釋出大量的金屬基質消化蛋白酶 MMP 到囊內，將小囊袋裡的膠體的嚴重剪碎破損，同時也讓原本固定在上面的耳石鬆脫，使人體頭部運動時形成囊內部分膠質流動的速度快慢不均，造成纖毛的刺激過激或過緩無法協調因而發生暈眩現象。

內耳裡頭的半規管和前庭這個充滿淋巴液區域，裡頭另外有感測水平的橢圓形小囊以及感測垂直的球形小囊，透過這兩

種小囊袋裡面的流動膠體觸發囊袋裡頭感測細胞的纖毛移動，因而能判別身體的方向並調節平衡感。只不過當內耳長期慢性缺氧時纖毛細胞會釋出大量的金屬基質消化蛋白酶 MMP 到囊內，將小囊袋裡的膠體的嚴重剪碎破損，同時也讓原本固定在上面的耳石鬆脫，使人體頭部運動時形成囊內部分膠質流動的速度快慢不均，造成纖毛的刺激過激或過緩無法協調因而發生暈眩現象[註44]。

而在內耳後面呈螺旋狀負責傳遞音波的耳蝸也是遭遇和上面類似的情況，在耳蝸裡面天生就形成一套囊中囊的獨立密封型結構，音波經過中耳三塊骨頭的槓桿作用增壓放大之後，就傳遞到內耳的外囊裡面外淋巴液裡進行液態傳遞。聲波在外淋巴液體中的波動也同時激發到內囊裡頭的內淋巴液而微流動，這些微流動的液體又會觸動內囊裡頭特有的感測細胞上面的不同位置及長短的纖毛，因而激起不同音頻的神經電子波傳遞到大腦處理聲音的神經區。

問題就出在當纖毛細胞及承載它們的基底膜細胞區發生慢性缺氧的情況時，這些細胞為了快速獲得能量因而釋出發炎因子，當微血管通透性過大而讓體液滲透集中在細胞間隙時，使得鈉鉀離子濃度升高因而激發位在纖毛細胞下面神經纖維的脈波，因此發生持續性的耳鳴現象[註45]。

■ ■ ■ 為什麼缺氧的人頭髮越來越白？

頭髮是屬於皮膚的延伸組織，在遺傳上因為基因的多樣化而發生不同顏色的皮膚，也因此連帶的使頭髮甚至全身的毛髮顏色發生差異。只不過在毛髮細胞裡所有這些顏色的構成都需要透過黑色素和各種微量礦物質的生成作用才能發生，而在生產黑色素的過程中，必須要有氧氣的持續供應才能夠生成，一旦毛髮細胞遭遇到慢性缺氧的環境，顏色的合成將會停頓，頭髮就漸漸變白了。

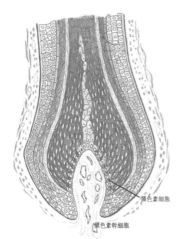

黑色素細胞

黑色素幹細胞

圖 37 在皮膚底層毛囊的毛髮幹細胞是控制我們頭髮生長及顏色的根本所在，而毛髮顏色和深淺是在這幹細胞裡透過兩種黑色素的生成和沉澱所造成的。重要的是不論是真黑色素還是褐黑色素的合成過程中，都是由先由苯丙胺酸經過氧化之後轉成酪胺酸，之後被酪胺酸酶結合氧分子轉化成左旋多巴，才再經過幾道生化程序形成黑色素，而其中最關鍵的步驟是必須有氧分子的供應酪胺酸酶才能運作轉化，否則黑色素不會形成。

在皮膚底層毛囊的毛髮幹細胞是控制我們頭髮生長及顏色的

根本所在，而毛髮顏色和深淺是在這幹細胞裡透過兩種黑色素的生成和沉澱所造成的。一般來說不論是金髮、紅髮、還是黑髮都是由真黑色素和褐黑色素依不同濃度比例所生成[註46]，重要的是不論是真黑色素還是褐黑色素的合成過程中，都是由先由苯丙胺酸經過氧化之後轉成酪胺酸，之後被酪胺酸酶結合氧分子轉化成左旋多巴，才再經過幾道生化程序形成黑色素，而其中最關鍵的步驟是必須有氧分子的供應酪胺酸酶才能運作轉化，否則黑色素不會形成[註47]。

很多的研究也發現當將皮膚底層的血管減少血流的供應之後，除了皮膚變得暗沉粗燥之外，最明顯的就是毛髮根部出現明顯的白髮（毛）現狀，當然一旦回復原先的供血情況一陣子後，白髮的部位又漸漸變黑[註48]。更多的研究也確認，當毛髮的顏色轉變成銀灰白髮的情況之下，同時也是許多老化基因大量啟動的時期，許多的實驗因此還將白髮當成老化的新指標之一[註49]。

■ ■ ■ 為什麼缺氧的人鮪魚肚越來越大？

當細胞面臨慢性缺氧的初期，原先高效能的有氧呼吸代謝，被迫部分使用低效能的缺氧呼吸代謝，而使細胞所能獲取的能量不足。因此為了獲得更多的能量供給，缺氧細胞會釋放飢餓素的蛋白質到大腦，促使我們感到飢餓而尋求補充更多的食物[註50]。而當這些過量的食物補充大於缺氧細胞的代謝

需求時，多餘的血糖就會運送到附近的脂肪細胞轉換成脂肪酸儲存起來，而身體裡幾乎所有的重要器官都包覆在腹腔裡，因此這些在缺氧初期被過度轉換的脂肪自然地就被儲存在位於下腹部的內臟脂肪組織及緊鄰的皮下脂肪組織囉[註51]。

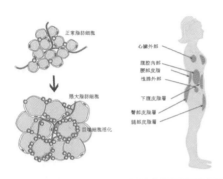

圖38　當這些過量的食物補充大於缺氧細胞的代謝需求時，多餘的血糖就會運送到附近的脂肪細胞轉換成脂肪酸儲存起來，而身體裡幾乎所有的重要器官都包覆在腹腔裡，因此這些在缺氧初期被過度轉換的脂肪自然地就被儲存在位於下腹部的內臟脂肪組織及緊鄰的皮下脂肪組織。

我們身上重大的器官如肝臟、脾臟、腎臟、胰臟、膽囊、胃、大小腸、子宮、及膀胱等等器官及組織都集中在腹腔中運作，而這些器官必須有恆定的能量才能維持正常功能，只是當身體處於慢性缺氧的情況下，由於它們對於能量的敏感需求，必須利用部分的無氧呼吸進行能量製造，因此將需求大量的食物以補充血糖進行糖解作用。只是當飢餓的訊號傳遞給大腦之後，我們很容易的吃進大量的食物，但這些食物所轉化的血糖常常又多於這些器官在缺氧初期的需求，因此這些血糖很快地就會被分配到附近的脂肪細胞中以脂肪的形式收集儲藏起來[註52]。

下腹腔中支撐內臟器官位置及保護內臟避免磨擦撞擊的構造稱為內臟脂肪組織，它們同時也是調節這些器官能量供給的儲存倉庫。於是在缺氧初期因為進食過多的血糖自然的就進入到內臟脂肪細胞裡轉化成脂肪儲存，而撐大脂肪細胞的結果使得肚子就像鮪魚那樣的圓潤囉[註53]。

■ ■ ■ 為什麼缺氧的人常常嘆氣而呼吸短促？

呼吸的目的是為了取得足夠的氧氣供應全身細胞進行代謝所用，透過肺泡上面無數的微血管網與紅血球上的血紅素交換氧氣及二氧化碳。可是當身體多數細胞處於慢性缺氧的情況下，氧氣的耗用量相對的比正常細胞還少，因此短期間內在肺泡中空氣的交換總量也相對減少，但是身上大多數缺氧的細胞又迫切的是放需氧訊息給大腦，於是在這種情況之下，肺部的呼吸方式也只能以迫切及短促的方式偶爾再加上嘆息的深呼吸補充進行囉！

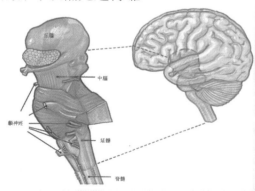

圖39　以往人們對橋腦和延腦的運作總認為是血液中的二氧化碳觸動神經而呼吸，然而研究卻發現其實是高濃度的氫離子激化這些神經群才能引發呼吸的動作。一旦神經細胞的供氧情況短缺，或是身體或腦部發生缺氧情況時，細胞將因無氧呼吸所排出氫酸離子副產物過高，觸發這些神經過度激化神經波而造成呼吸短促。

我們肺部的呼吸動作是透過大腦中的腦幹部位在控制的，在正常情況下，除了大腦皮質可以主動短暫改變呼吸的速率及深度之外，主要的呼吸控制中樞包括橋腦及延腦有一些特殊的神經群，能對肺部的呼吸做非隨意調控。一般人對橋腦和延腦的運作總認為是血液中的二氧化碳觸動神經而呼吸，然而新的研究卻發現其實是高濃度的氫離子激化這些神經群才能引發呼吸的動作[註54]。原來是這些在腦幹中的神經細胞對能量的需求特別強大，一旦神經細胞的供氧情況發生短缺，也就是身體或腦部發生缺氧情況時，細胞因為無氧呼吸所排出氫酸離子副產物過高時，觸發這些神經過度激化神經波，進而造成呼吸短促[註55]。

細胞的長期慢性缺氧大多數並非是肺部的進氧能力不足，反而常是血流的速度及壓力不夠所造成的氧氣滲透壓不足所致。而當細胞從有氧呼吸代謝進入到無氧或缺氧呼吸代謝情況時，基本上耗氧量就明顯的減少許多，因此回饋到動脈上的主動脈體及頸動脈體所偵測到的血氧濃度反而是比正常有氧呼吸情況下還高一些，但是同時間腦部和身體的缺氧細胞卻又會反應氧氣獲取不足，因此在這種正負需求作用下，這些訊號傳遞到呼吸中樞並反應到肺部的括約肌行動，就會使吸呼的時間減短，呼吸的次數增多的方式代償性的提高頻率呼吸，並夾帶聲聲嘆息式的較長呼氣動作了。

■ ■ ■ 為什麼缺氧的人腸胃總是不舒服？

由於胃部細胞長期慢性缺氧所釋出的氫離子，造成胃酸過多及胃黏膜變薄易破損狀態，而形成慢性發炎、腹脹氣或胃食道逆流等不舒服現象。加上腸道本身因為長期慢性缺氧，而使腸道肌肉的蠕動力量不足，腸道菌種的生態改變成偏酸性，而造成糞便黏度增加含硫量加大變臭等等不舒服情況。

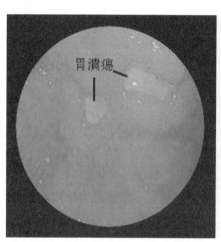

胃潰瘍

圖40 胃部細胞在長期慢性缺氧狀態下製造大量的氫酸離子同時又減少二氧化碳的排放，結果使得這層黏膜的鹼性物質減少，同時又增加分泌更多的酸性物質，造成胃膜變薄破損，也使得胃酸液過多，而容易產生胃脹氣、胃食道逆流、及胃潰瘍等等症狀。

食物的溶解主要利用胃壁皺褶深處的胃酸腺體細胞，大量的分泌氫離子到細胞外形成鹽酸，再將絕大多數的食物分解溶化成小單位以利吸收。而在胃壁皺褶上面的黏膜細胞則分泌著一層厚厚的鹼性黏膜作為保護細胞避免酸液腐蝕的保護膜，但因為胃部細胞在長期慢性缺氧狀態下製造大量的氫酸離子同時又減少二氧化碳的排放，結果使得這層黏膜的鹼性

物質減少，同時又增加分泌更多的酸性物質，造成胃膜變薄破損，也使得胃酸液過多，而容易產生胃脹氣、胃食道逆流、及胃潰瘍等等症狀[註56]。

當大小腸道細胞也處在慢性缺氧呼吸代謝情況時，大量的氫酸離子溢出到細胞外的腸黏膜組織，降低原有腸道的酸鹼值產生酸化的現象。使原有小腸大腸中的細菌群大幅減少，並偏向產出乙酸及硫化物而減少甲烷產出的菌種[註57]，這使得糞便的黏度增加而減少腸道的蠕動刺激，同時加重糞便惡臭，就像是大量進食肉類而腐敗情況一樣。尤其當腸道細胞持續慢性缺氧，除了啟動慢性發炎，造成免疫反應的攻擊而造成腸道過度刺激導致經常發生腹瀉之外，可能也會導致克隆氏症（Crohn's disease）或腸躁症等等慢性腸潰瘍問題及症狀[註58]。

■ ■ ■ 為什麼缺氧的人嘴唇邊緣總是暗沉？

唇色暗沉的醫學說法其實叫做發紺（Cyanosis）或稱作紫紺、蒼藍症等等，主要是因為表皮層裡的動脈血液裡頭的去氧血紅素濃度過高，或者說是與氧結合的血紅素太少所導致。當血紅素和氧氣結合以後，對光波的折射率較長（大約在可見波650微米上下），因此正常帶氧的血球呈現紅色的血色。相反地由於去氧（沒帶氧）的血紅素對於光波頻率的折射率較短（大約在可見波430nm以下），因此呈現藍紫色的血色，

再加上原先紅色的皮膚背景之後，就會呈現暗紫黑的嘴唇和指甲囉[註59]！

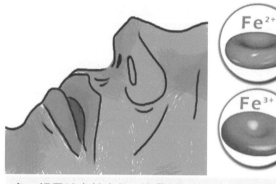

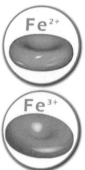

圖 41 當血紅素和氧氣結合以後，對光波的折射率較長（大約在可見波 650 微米上下），因此正常帶氧的血球呈現紅色的血色。相反地由於去氧（沒帶氧）的血紅素對於光波頻率的折射率較短（大約在可見波 430nm 以下），因此呈現藍紫色的血色，再加上原先紅色的皮膚背景之後，就會呈現暗紫黑的嘴唇和指甲。

決定身體有氧和無氧的最大關鍵因素之一就是血液中紅血球的帶氧濃度高低，正常健康的人血液中的血氧濃度應該都在 99% 以上，而當因為心血管疾病（如心臟無力等）、肺部疾病（如氣管過敏等）、空氣不足（如高山環境等）、過勞疲倦（如激烈運動等）、血管收縮（如氣溫過低等）等等因素都將造成降低血紅素帶氧現況，因而在身體的末梢血管部位顯現發紺的暗沉現象。一般來說當血液中含氧濃度降低到 95% 以下時，嘴角邊的唇色開始變得暗沉，這顯示身體已進入慢性缺氧的狀態，但是一旦當手腳的指甲顏色都發青轉紫、上下嘴唇大面積的紫黑暗沉時，那時的血氧濃度就已經降到 85% 以下了，也代表身體嚴重缺氧或者已罹患有上面相關的疾病[註60]。

第四章

慢性缺氧型疾病

■ ■ ■ 缺氧型癌症

簡單的說因爲缺氧提供了細胞叛變的溫床。

癌症的可怕在於它在身體的任一個地方不受控制的長出腫瘤而壓迫器官造成器官失去功能。而構成它的幾項要素首先是 DNA 破壞突變，第二是不受控制的複製，第三是血管增生，第四是突破包圍，接著只是重複二到四項的步驟如此而已[註1]。

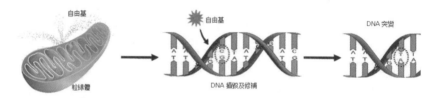

自由基　自由基　DNA 突變

粒線體　DNA 損跟及修補

圖 42　在慢性缺氧的狀況下，粒線體一會開又一會兒關的運轉著，將會像不完全燃燒一般造成自由基大量溢散。結果猶如隨時隨地用著機關槍對細胞核內的 DNA 亂掃射，一不小心總會將一些原本善良的基因，突變成盲目啟動複製的基因。

在慢性缺氧的狀況下，細胞得運用無氧和有氧的呼吸代謝交替著運轉，但是所謂的交替運轉實際上卻是讓粒線體一會開又一會兒關的運轉著，因此也會像不完全燃燒一般的讓自由基大量溢散。長期的結果猶如隨時隨地用著機關槍對細胞核內的 DNA 亂掃射，一不小心總會將一些原本善良的基因，突變成盲目啓動複製的基因[註2]。雖說如此，但是也不能說細胞

裡就沒有檢查的關卡來阻止它們作亂。

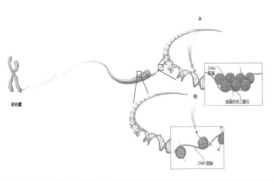

圖 43　細胞面臨慢性缺氧，為了節省能量，所以產生的組蛋白去乙醯化 (HDAC) 這項動作，讓大多數的基因被鎖在緊縮的染色體內部。這使得細胞複製的查核關卡也被迫停工，於是那些突變的 DNA 就可以肆無忌憚一次又一次不停複製分裂下去。

只不過由於細胞長期面臨慢性缺氧，為了節省能量活下去，所以運用缺氧時才發生的組蛋白去乙醯化 (HDAC) 這項動作，讓大多數的基因被鎖在緊縮的染色體內部。原意雖好，但是這卻使得細胞複製的查核關卡也被迫停工或舉手投降，於是那些突變的 DNA 就可以肆無忌憚一次又一次不停複製分裂下去。只不過要生小孩是一件很耗能量的工作，原本就因為很缺氧無能量了又那來的額外福利呢[註3]？

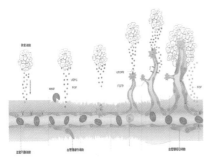

圖 44　癌細胞很有技巧地利用缺氧才會生成的血管內皮新生因子 (VEGF) 以及纖維蛋白生長因子 (FGF)，大量地從癌細胞群釋放出去到周遭，只要遇到血管就能刺激再分叉增生一條新的血管。不斷的釋放就會不斷的有新的血管帶進大量的營養物質供癌細胞進行分裂複製。

偷、搶、騙，是癌細胞發揮人的本性最佳寫照，由於需要大量的養分及能量來進行地盤擴張，因此就必須要偷接更多的血管到癌細胞的周圍。為此癌細胞很技巧地利用缺氧才會生成的血管內皮新生因子 (VEGF) 以及纖維蛋白生長因子 (FGF) 大量地從癌細胞群釋放出去到周遭，只要遇到血管就刺激再分叉增生一條新的血管[註4]。不斷的釋放就會不斷的有新的血管帶進大量的營養物質供癌細胞進行分裂複製。雖然說癌細胞是自己所生的，身體的免疫部隊也管不著，但是亂侵犯地盤時，身體也會用組織纖維圍起一道道的圍牆來限定細胞發展範圍，如果你是被包圍在圍牆之內時，你會怎樣呢？

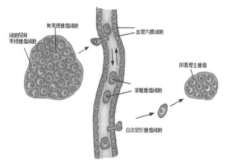

圖 45　癌細胞利用缺氧時才能啟動的金屬基質消化蛋白酶 (MMP) 的剪刀功能，將身體包圍它們的纖維蛋白『圍牆』剪碎推倒，裡面的癌細胞也才能一代一代的繁衍擴大。同時一些優良的癌細胞菁英，也會因為 MMP 解放了它們的束縛，快速地鑽進血管或淋巴管的循環中，去尋找可以開疆闢土的新樂園。

所謂不自由，毋寧死！更何況遇上積極作為的癌細胞怎麼可能用一道道圍牆將它捆住。因此癌細胞這時利用缺氧才啟動的金屬基質消化蛋白酶 (MMP) 的剪刀功能，將這些纖維蛋白做的圍牆剪碎推倒，裡面的癌細胞也才能一代一代的繁衍擴

大。當然啦，偶而一些優良的癌細胞菁英，也會因為 MMP 解放了它們的束縛，快速地鑽進血管或淋巴管的循環中，去尋找可以開疆闢土的新樂園囉^{註5}！

就這樣不停止的重複前面幾段的動作，一顆顆小小的癌腫瘤就可能在健檢時或身體有所變化時被發現，但畢竟那已經是經過很多年慢性缺氧的產物，目前很多人也只能用刀，用電，或用毒的將它們通通消滅囉！

■ ■ ■ 缺氧型高血壓

簡單的說因為進入到細胞的氧氣分壓不夠，所以利用血管收縮增大壓力緩解缺氧。

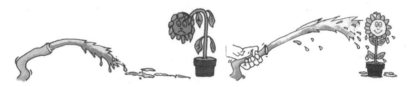

圖46　高血壓的根源是細胞缺氧的反射動作，身體能做的只有透過血管自發性的收縮，就好比澆花的水管因為水壓不夠時，我們的手會稍稍用力掐住以增大壓力，讓水得以噴到所需的地方一樣。而這種收縮即使是利用血管擴張的藥物強迫血管舒張一陣子之後，身體因而更加缺氧，一旦藥效退散就會立刻收縮得比原先更加緊箍，血壓也反彈得更加劇烈。

身體的血壓調控主要是控制在腎臟裡腎小球旁邊的腎絲球旁器這個小小的『感測器』，一旦這個感測器發現流過的血液

壓力不足以讓腎絲球有效過濾血液，甚至可能造成過濾膜堵塞之虞時，腎絲球就會分泌出腎素到血液裡頭，當這個腎素流到了肝臟及肺臟之後，就會被轉換成血管張力素，接著再透過心臟壓送到全身所有的血管裡，刺激大多數的血管而收縮一下增加壓力[註6]。

問題是當腎絲球旁器所偵測的血流和血壓不足時，是已經代表全身上下幾百億條血管的血壓已存在明顯不足的警訊。而氧氣要從微血管裡面滲透進入到細胞裡頭的壓力最少得有37個毫米汞柱以上，氧氣雖然從心臟打出來之後經過不斷的分枝分流，對健康的人來說是這個數字是剛剛好，可是對於四五十歲以上的人而言，這個數字就只有每況愈下逐年減退囉[註7]！如果壓力小於上面這個數值一個百分點，裡面數以千計的細胞所能獲得氧氣可能就不僅僅只少掉 1% 而已，長期之後細胞缺氧的情況將越發嚴重。這也是爲什麼這些人群在到達這個年紀之後，平均每兩個就有一個罹患高血壓的緣故[註8]。

高血壓的根源既然是細胞缺氧的反射動作，身體能做的只能是透過血管自發性的收縮，就好比澆花的水管因爲水壓不夠時，我們的手會稍稍用力掐住以增大壓力，讓水得以噴到所需的地方一樣。而這種收縮即使利用血管擴張的藥物強迫血管舒張一陣子之後，一旦藥效退散就會立刻收縮得比原先更

加緊箍，血壓也反彈得更加劇烈，畢竟曲解了身體的需求之後，同時反而又打壓這個身體的代償機制，這樣的逆天而行一陣子後更嚴重的疾病當然不斷的出現囉[註9]！

■ ■ ■ 缺氧型糖尿病

簡單的說是細胞能量不夠，想多吃點東西去又吃不進去，所以食物也只能堆積在血液裡頭造成血管的破壞囉！

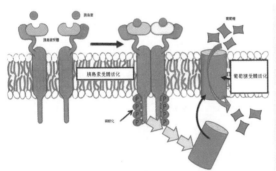

圖47　葡萄糖隨著血液到處遊走到全身四處，同時讓胰島素伴隨著充當仲介人員，有需要的細胞自然可以在胰島素的按『電鈴』兜售之下開門將它們吞進去，否則最後胰島素就會帶著這些血糖去按那些扮演儲藏庫功能之脂肪細胞的『電鈴』。

食物吃進去腸胃之後一兩個小時之內大多數最後都轉換成血中的葡萄糖，而這些葡萄糖隨著血液到處遊走到全身四處，同時讓胰島素伴隨著充當仲介人員，有需要的細胞自然可以在胰島素的按『電鈴』兜售之下開門將它們吞進去[註10]，否則最後胰島素就會帶著這些血糖去按那些扮演儲藏庫功能之脂肪細胞的『電鈴』囉[註11]。

可是當面臨長期慢性缺氧的時候，細胞為了獲得更多的氧氣不惜短線的釋出前列腺素等等造成慢性發炎，以期讓血液能夠較快速的充脹。只不過因為是啟動發炎，所以像是免疫球或巨噬細胞等等免疫系統將駕臨現場，橫衝直撞下將細胞外面的許多受體直接的破壞，當然這也包括為數不少的像『電鈴』一般的胰島素受體遭受破壞[註12]。

更悲慘的是也由於缺氧的情況發生後，細胞釋出所謂的金屬基質消化蛋白酶（MMP），將細胞和細胞之間的間質纖維都剪碎破壞，以換取氧氣滲透的阻礙少一些。只不過細胞間質一旦有破壞，附近的纖維母細胞便會想辦法補得更多更厚一些。長期慢性缺氧之後，細胞常常會被纖維所包圍，而這時原本細胞膜上面的胰島素受體將更加的被破壞或被遮蔽住[註13]。結果沒有『電鈴』的細胞，胰島素便沒法帶血糖進入到細胞裡面，甚至那些儲藏能量的脂肪細胞。於是原本血液中的血糖濃度將會漸漸升高，甚至在排出的尿液中都將越來越濃。

■ ■ ■ 缺氧型高血脂

簡單的說缺氧細胞需要更多的葡萄糖原料補充能量不足，脂肪細胞因此大量釋出游離脂肪酸到血液中。

當細胞面臨長期缺氧的環境時，原有高效能的有氧呼吸代謝，

被迫部分使用低效能的無氧代謝，爲此細胞所能獲取的能量不足情況下，缺氧細胞只能比平常吃更多的葡萄糖來製造能量[註14]。而身上最主要儲藏糧草的脂肪細胞當然就得大量的開倉救窮，如果將脂肪細胞當作是金庫，那麼裡面所存放的金條，當然得先轉變成鈔票之後，才能到物料倉庫買到可供食用的米飯原料救濟發送給窮人。情況也一樣，脂肪細胞裡面的三酸甘油得先轉換成游離脂肪酸釋出到血液中，之後流到肝臟裡再轉換成血糖釋出到血液裡[註15]。

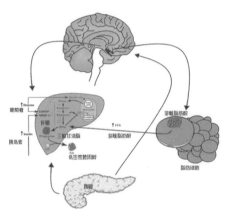

圖48　細胞面臨長期缺氧環境時，原有高效能的有氧呼吸代謝，被迫部分使用低效能的無氧代謝，為此細胞在獲取的能量不足情況下，缺氧細胞只能比平常吃更多的葡萄糖來製造能量。而身上最主要儲藏糧草的脂肪細胞當然就得大量的開倉救窮，脂肪細胞裡面的三酸甘油得先轉換成游離脂肪酸釋出到血液中，之後流到肝臟裡再轉換成血糖釋出到血液裡。

只是大多數的細胞經過長期的缺氧之後，表面的胰島素受體已經漸漸受損（詳前述），血糖進入的效率已經大打折扣，因此當肝臟偵測血中的血糖濃度也並非如此低下時，它就會調控轉換成血糖的策略，而將這些過多的游離脂肪酸轉換成膽固醇以及膽汁。當然囉，當進食的內容中有任何的油脂時，

它必將能很有效率的再轉換吸收到肝臟裡轉化成膽固醇及游離脂肪酸[註16]。

之前曾討論過脂肪細胞不論是肥胖脹大或其他因素而面臨慢性缺氧時，也會同時引發慢性發炎現象，並且也將使得胰島素的受體遭受破壞。這結果將使得血液中游離的脂肪酸因為沒有胰島素的刺激而沒法被帶進入到脂肪細胞內儲藏，相反的，反而使得原有在脂肪細胞裡的三酸甘油脂加速的轉換成游離脂肪酸往血液裡釋出，這一推一拉的結果使得高血脂很快的破表了！

■ ■ ■ 缺氧型失智症

簡單的說當神經細胞能量不足，所激發及傳遞電波工作的效能減低甚至中斷與大腦皮質連結，因而影響記憶存放及運作功能。

在大腦中負責短期記憶的神經區塊是腦中央底部的一個叫海馬迴的地方在運作著，它就像電腦的暫存記憶體（RAM）一樣的功能，我們所獲得的資訊會先在這裡暫時存放，之後再傳遞到大腦皮質區進行處理和存放。這個海馬迴神經細胞的外圍除了像其他神經細胞一樣也都包覆著另一種類叫做神經膠質細胞做為血管和神經元之間扮演著中間人腳色之外，更特別的是海馬迴區的神經膠質細胞更是進化到具有取代部分神

經元功能的現象，也就是在神經和神經對接要傳遞訊息的突觸縫隙中，它們已介入扮演調節和把關的腳色。

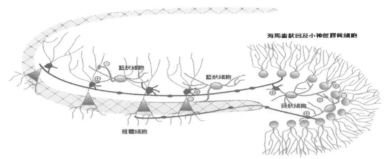

圖 49 當海馬迴裡的血腦屏障因為缺氧被迫無奈的打開而型成慢性神經發炎現象之後，出於本能地，在大腦裡的警衛：星狀膠質細胞以及像巨噬細胞一樣功能的小膠質細胞 (microglia) 就會立刻趕到發炎的現場活化啟動進行滅火的動作。但是因為缺氧所引發的 MMP 已經將細胞的間質剪碎破壞，這些膠質細胞為了修補它們，則不斷的釋出類似澱粉結構的膠原蛋白來覆蓋填補。這個情況尤其對在那些負責海馬迴和大腦皮質溝通的海馬齒狀回區域更是明顯的發生，因為在它們的樹狀神經突觸周遭則是對能量需求最大或者是對氧氣濃度最敏感，當然發炎的情況和被再包覆的情況也將最嚴重。

由於大腦神經細胞是身體最耗能量的細胞，而處理短期記憶的區塊又是所有活動時必須高度投注工作的地區，因此不論是任何種因素導致這個區域的細胞面臨缺氧的情況時，首先會使神經元的傳遞訊號的運作開始減少，海馬迴細胞的電波激化趨緩，這使得初期的記憶漸漸開始受影響[註17]。

但隨著缺氧的持續，神經膠質細胞因為介於神經元細胞和血管之間，為了更有效率的取得一些氧氣，則只有鬆脫兩者之間的束縛，包括神經元與神經膠質細胞之間的細胞間質，利用金屬基質消化蛋白酶 (MMP) 將這些間質的微細膠原蛋白剪碎[註18]。另外在血管和神經膠質細胞之間原本非常緊密的血腦屏障 (BBB)，神經膠質細胞則大量的釋放發炎因子造成發炎，使這血腦屏障能夠鬆脫一點以增加血氧的快速進入[註19]。同時神經膠質細胞也釋出大量的血管新生因子，讓血管能多再分枝生長多一些，以提供更多的血氧給神經使用。

可是一旦海馬迴裡的血腦屏障被迫無奈的打開而型成慢性神經發炎現象之後，出於本能地，在大腦裡的警衛星狀膠質細胞以及像巨噬細胞一樣功能的小膠質細胞 (microglia) 就會立刻趕到發炎的現場活化啟動進行滅火的動作。加上 MMP 已經將細胞的間質剪碎破壞，這些膠質細胞為了修補它們，則不斷的釋出類似澱粉結構的膠原蛋白來覆蓋填補。這個情況尤其對在那些負責海馬迴和大腦皮質溝通的海馬齒狀回區域更是明顯的發生，因為在它們的樹狀神經突觸周遭則是對能量需求最大或者是對氧氣濃度最敏感，當然發炎的情況和被再包覆的情況也將最嚴重[註20]。

在慢性缺氧持續的發生之後，上面的情況將會讓被包覆的細胞更加缺氧，因此它們會再釋出另一類的 MMP 將這些澱粉質

膠原蛋白剪碎，只是當中有一型的膠原蛋白因爲含有較多的纖維素，一旦剪碎後竟然從原本可溶於水的透明狀態變成不可溶、像澱粉一般的纖維素，同時還從那些發炎嚴重的地方開始沉澱[註21]，漸漸的那些神經突觸就失去功能，神經細胞也慢慢凋零，我們腦中寄存的記憶就很難取出來囉！

■ ■ ■ 缺氧型經痛

簡單的說因爲子宮及周邊生殖器官的細胞氧氣不足，造成血管不當收縮而引發窒息性的嚴重發炎現象。

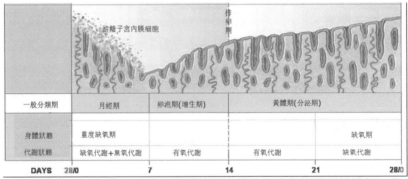

一般分類期	月經期	卵泡期(增生期)	黃體期(分泌期)	
身體狀態	重度缺氧期			缺氧期
代謝狀態	缺氧代謝+無氧代謝	有氧代謝	有氧代謝	缺氧代謝
DAYS 28/0	7	14	21	28/0

圖50 當女性的體質、行為或環境等因素造成子宮細胞過的缺氧，也就是說長期的血氧的供給過度不足的情況時，內膜細胞就會提前釋放大量前列腺素等等發炎因子，造成經前脹痛及經期時劇痛的經痛症候群。同時過早及過度缺氧所誘發的 MMP 釋出，除了造成游離的子宮內膜細胞過多，迫使這些還沒凋萎的細胞沿著輸卵管逃離到腹腔內部形成腹腔子宮異位症，或者滲透到子宮壁內形成子宮肌腺瘤等等『高級』病變。

女性的生殖器官中最特別的當屬子宮，它幾乎是專門爲了孕育下一代而存在的器官。一般來說當『做人失敗』之後爲了

重新再傳宗接代，它就必須透過月經的機制將舊的子宮內膜排出，重新再佈建一塊新的著床內膜，以迎接新生命的到來。由於子宮內膜和子宮原本就是一體的，因此要讓這層細胞在幾天內排除到體外，基本上則是利用細胞凋萎的機制來進行[註22]。

正常的子宮內膜細胞底部連結著無數的微血管，一旦子宮沒有接收到成功著床的訊息之前，它總是努力地做好迎接的準備，但是當過了一定的時間之後，下面的血管就開始有系統地減少血氧的供應，逐步的缺氧除了讓上面的內膜細胞越來越匱乏而凋萎死去，同時也適當的釋出金屬基質消化蛋白酶（MMP）將這些內膜細胞和正常細胞的聯結剪斷。一旦一切的細胞都接近凋萎之後，便一次性的透過子宮的收縮將它們排出體外[註23]。

上面的過程是一套精細無比的給氧和無氧的運作過程，雖然是『做人失敗』但是身體會體諒女性的努力，因此並不會感到痛苦。但是只要女性的體質、行為或環境等因素造成細胞過度的缺氧，也就是說長期的血氧的供給過度不足的情況時，內膜細胞就會提前釋放大量前列腺素等等的發炎因子，造成經前脹痛及經期時劇痛的經痛症候群，同時過早及過度的 MMP 釋出造成游離的子宮內膜細胞過多[註24]，迫使這些還沒凋萎的細胞沿著輸卵管逃離到腹腔內部形成腹腔子宮異位

症，或者滲透到子宮壁內形成子宮肌腺瘤等等『高級』病變[註25]。

也由於過早及過多的缺氧，使得內膜細胞釋放大量的血管新生因子（VEGF 及 FGF 等），造成過多的血管增生到內膜細胞裡，這使得原本應該凋萎的細胞變得再活化起來，而這些增生的血管並不受原來子宮月經程式的控制，因此除了可以活化子宮內膜的游離細胞之外，更會造成月經來臨時血流量過多的情況，此外還會讓月經前局部流血事件發生，以及延長月經滴漏不止的時間[註26]。許多女性的貧血也是因此發生而產生惡性循環的缺氧問題[註27]。

■ ■ ■ 缺氧型巴金森氏症

簡單的說黑質神經細胞裡的關鍵酵素，是一種必須有氧才能活化啟動製造多巴胺傳導物質，長期缺氧狀態將使多巴胺減少分泌而導致身體漸凍遲緩。

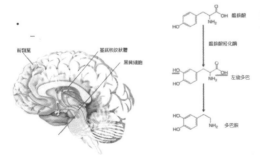

前額葉　基底桃紋狀體　黑質縛胞

圖 51　多巴胺的分泌主要集中在大腦最中間一處叫做黑質區的神經叢區塊，裡面的神經元可以將一種叫酪胺酸的胺基酸透過幾個步驟轉換成多巴胺。只不過其中的關鍵步驟則必須是由一個叫做酪氨酸羥化酶的酵素，運用氧分子作為活化酵素的必須物質。

人體許多的行動（例如走路、彎腰、舉手等）以及心理感覺（例如愉快、滿足、積極、愛慾等等），必須依賴大腦分泌一些特別的神經傳導物質下達指令之後才能進行或者感受，這物質就是多巴胺。它的分泌主要集中在大腦最中間一處叫做黑質區的神經叢區塊，裡面的神經元可以將一種叫酪胺酸的胺基酸透過幾個步驟轉換成多巴胺。只不過其中的關鍵步驟則必須是由一個叫做酪氨酸羥化酶的酵素，運用氧分子作為活化酵素的必須物質[註28]。

由於大腦對人體狀態的感知最為敏銳，當藏在腦中最深處的黑質細胞都能感知人體是處於富氧狀態下時，它就會認為身體各處的細胞能量是充沛的，可以進行許多的活動，例如求愛、性慾、找食物等等，於是酪氨酸羥化酶就利用氧氣的刺激，多製造分泌一些多巴胺讓身體去行動，當然伴隨著行動也要給予積極感、滿足感、愉悅感等情緒補償作用[註29]。

相反的，一旦身體因為各種因素（心臟力減退、血管梗塞、呼吸道發炎等等）造成面臨慢性缺氧情況時，黑質神經細胞裡的酪氨酸羥化酶的效能自然將減低許多，多巴胺的產出及分泌自然減少，導致一切的活動漸漸減弱，在自然界的競爭場上變成一個魯蛇（Loser），結果當然是性慾減退、情緒低落、做事萎靡、失眠憂鬱等等[註30]。

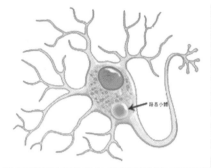

圖 52　長期慢性缺氧環境下，黑質神經細胞為了獲取更多的氧氣，而啟動慢性發炎機制，因此促使小神經膠質細胞及星狀膠質細胞快速的到達現場，同時激化分泌纖維蛋白物質將極易發炎的神經突觸地區給包覆，於是當神經軸突加上類似神經胞外的纖維糾結纏繞再一起時，產生一粒粒的顯微鏡下看得到的路易小體 (Lewy body)。

如果更進一步在長期持續的慢性缺氧環境下，黑質神經細胞本身為了獲取更多的氧氣，因此啟動慢性發炎機制，雖然細胞的間液可以充斥在黑質神經區域內獲得微量的血氧供神經細胞使用，但卻促使小神經膠質細胞及星狀膠質細胞快速的到達現場，同時激化分泌纖維蛋白物質將極易發炎的神經突觸地區給包覆，於是當神經軸突加上類似神經胞外的纖維糾結纏繞再一起時，產生一粒粒的顯微鏡下看得到的路易小體（Lewy body）[註31]，當然也代表了這黑質神經區已經退化的里程碑囉！

■ ■ ■ 缺氧型腦中風

簡單的說腦中風就是一種大型急性缺氧的可見性傷害，就好比是血管中的高速公路發生重大車禍所衍發的事件。

眾所皆知腦中風是因為血液中的游離血栓在腦血管的任一地

方梗塞卡住，造成腦血流堵在卡住位置的前端，同時瞬間形成很大的腦血壓。而在梗塞位置後端的所有神經細胞則面臨完全無氧的局面，造成這些細胞瞬間只能進行無氧呼吸代謝，在幾分鐘內因為能量掉落 19 倍而直接的凋亡。離開遠一點的地區則因為可能有部分血液是透過其他血管的支援，所以呈現比較嚴重的缺氧狀態，但細胞還不至於立刻死亡[註32]。

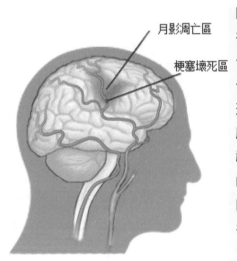

月影凋亡區

梗塞壞死區

圖 53　血液中的游離血栓在腦血管的任一地方梗塞卡住，造成腦血流堵在卡住位置的前端，同時瞬間形成很大的腦血壓。而在腦部梗塞位置後端的所有神經細胞則面臨完全無氧的局面，造成這些細胞瞬間只能進行無氧呼吸代謝，在幾分鐘內因為能量掉落 19 倍而直接的凋亡。離開遠一點的地區則因為可能有部分血液是透過其他血管的支援，所以呈現比較嚴重的缺氧狀態，但細胞還不至於立刻死亡。

問題就發生在當身體自發性的溶解血栓或者隨後的搶救所施打的強力溶解血栓藥物，都將讓血液快速的流入飢渴已久又虛弱無比的細胞中，這個動作在醫學界稱為血液再灌流現象[註33]，這個搶救的動作雖然是必要，但是卻造成細胞的二度

傷害，因為就像許久沒有發動的發電機或引擎一樣，一旦開始啟動，大量不完全燃燒的黑煙廢氣就即刻冒出四竄，同樣的，當身體缺氧的細胞突然獲得到大量的氧氣供應時，細胞立刻重啟有氧呼吸的粒線體爐灶，一開始將會釋出比平常多很多倍的自由基，而且還是幾億顆細胞一起釋放，這時的破壞力比起僅僅缺血缺氧的情況還嚴重得多^{註 34}。

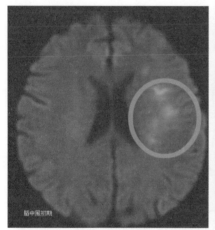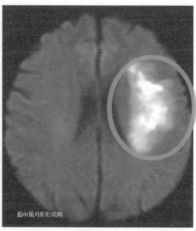

圖 54　當身體缺氧的細胞突然獲得到大量的氧氣供應時，細胞立刻重啟有氧呼吸的粒線體爐灶，一開始將會釋出比平常多很多倍的自由基，而且還是幾億顆細胞一起釋放，這時的破壞力比起僅僅缺血缺氧的情況還嚴重得多。

我們對日常所聽聞的腦中風案例常常會覺得可怕或者有所警惕，但是那畢竟是『高速公路』等級的重大車禍事件，發生的機率其實還是相當相當的低。最可怕的是在那比頭髮還細18 倍以上的血管或微血管中血栓梗塞，雖然大多數的細胞

都被很多的微血管網所包覆，但是這種像小巷道一樣的通路幾乎天天都有車禍或停滯堵塞的事件發生，事實上這才是我們很多腦神經缺氧凋亡的二大原因之一！

■ ■ ■ 缺氧型子宮內膜異位症

簡單的說是因為慢性缺氧提供這類良性腫瘤細胞增長的溫床。

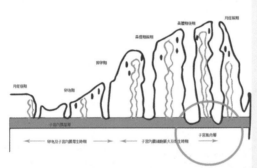

圖55　子宮內膜細胞會在經期前因為過早及過度的缺氧而釋放過量的金屬基質消化蛋白酶 MMP，剪碎細胞與細胞之間的綁束。這可讓較多還沒凋萎的子宮內膜細胞，有機會透過子宮內的液體自由地游離到腹腔中或者滲透鑽入子宮肌層內層躲避每個月一次的月經大滅絕。

其實子宮肌腺瘤以及其他型的子宮內膜異位症的腫瘤和癌症其實是很類似的表姊妹關係，只不過前者僅僅發生在女性的生殖器官周遭，同時絕大多數屬於良性腫瘤罷了。既然同屬於親戚關係到底還是有所不同，主要是它沒有癌細胞專屬的 DNA 破壞突變！其他的像癌症的不受控制的複製，以及血管增生，還有突破包圍的特別手段，她們一點都不遜色[註35]。

當女性的生殖系統長期處於慢性缺氧的情況下，初期大多數人會像之前所討論的經痛一樣，內膜細胞會在經期前因為過早及過度的缺氧而釋放過量的金屬基質消化蛋白酶 MMP，剪碎細胞與細胞之間的綁束。這可讓較多還沒凋萎的子宮內膜細胞，有機會透過子宮內的液體自由地游離到腹腔中或者滲透鑽入子宮肌層內層躲避每個月一次的月經大滅絕[註 36]。

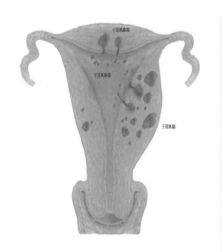

圖 56　當缺氧的子宮內膜細胞躲過月經的大洗牌之後，因為卵巢很快地就釋放出高濃度的雌激素到子宮裡重建新的子宮內膜。透過這個雌激素的協助刺激內膜細胞複製分裂，對於寄生在子宮肌層內壁裡面的缺氧內膜細胞將直接快速的促進它們分裂生長，漸漸地形成子宮肌腺瘤。

其次由於它們原本就已啓動了缺氧誘發因子，因此除了以 MMP 讓它們的細胞外間質破損之外，它們更可以藉由缺氧誘發因子分泌沾黏因子（如 Selectin、Cadherin、Integrin 等），使它們可以很快的找到適當的落腳場所，一般來說不外乎是下腹腔、膀胱、大小腸、直腸、子宮外壁、卵巢，輸卵管等處[註 37]。當然囉，子宮肌層中因為過早的發炎，使得子宮肌層裡的細胞與細胞間隙變得鬆散，這也提供它們一處

像避難的防空洞一樣。由於它們原本就缺氧，因此當落腳之後可以輕易地分泌血管增生因子（VEGF 及 FGF），透過瞞騙的求救方式，很快的從落腳的避難的附近的血管就延伸出新的血管增生，並透過血液供給它們存活的物資[註38]。

到這時候它們應該算是可以安身立命的情況了，但是命運總是特別的喜歡捉弄人，當它們躲過月經的大洗牌之後，卵巢立刻的就釋放出高濃度的雌激素到子宮裡，去重建新的子宮內膜。要說明的是這個雌激素的首要工作目標就是刺激內膜細胞複製分裂，對於在子宮內壁上面的細胞當然是直接快速的促進它們分裂生長，但是對於在生殖器官附近的細胞，它們原則上是不觸動分裂的，除非它們 DNA 裏頭那些嚴格檢查的重重關卡全都出問題，否則沒有接到指令的細胞是休想逾越複製的雷池一步。

所謂的意外就是超出原先 DNA 藍圖的料想之外，那些流浪到他鄉的游離子宮內膜細胞因為面臨到慢性缺氧，為了節省能量活下去，所以運用缺氧時才發生的組蛋白去乙醯化（HDAC）這項動作，讓大多數的基因被鎖在緊縮的染色體內部[註39]。原意雖好，但是這卻使得細胞複製的查核關卡也被迫停工或舉手投降，於是在雌激素的催生之下，於是 DNA 就可以肆無忌憚的複製分裂下去，畢竟每個月都有一陣子是處在缺氧的低氣壓，但是雌激素的刺激剛好也在這個時候趕到，當然腫

瘤的成長速度再怎麼也比不上她的表姊囉！

■ ■ ■ 缺氧型不孕症

簡單的說因為能量缺乏不適合繁衍後代，造成生殖系統產生反制的防範措施。

不孕症是現在想孕夫婦的噩夢之一，包括我自己和我太太都曾有切身之痛，當我在十幾年後研究它的成因時發現，我們當初所受的苦其實真的可以很簡單的避免掉，真實的因素竟然只是因為我和內子的身體雙雙長期缺氧所致，而不是那時

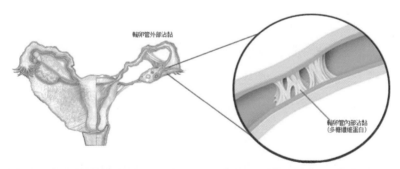

輸卵管外部沾黏

輸卵管內部沾黏
（多糖纖維蛋白）

圖 57 當生殖系統長期在慢性缺氧的情況下，輸卵管的內膜絨毛層組織及外膜層薄膜以及卵巢的外膜組織，都將因為需要多一點細胞外間質空間以獲取氧氣的通透，因而釋放大量的金屬基質消化蛋白酶 MMP 去剪斷破碎纖維蛋白的連結束縛，這個情況下卻又是游離的子宮內膜細胞濃度最高的時期，這些游離細胞遇上這些略有破損的內膜或外膜細胞時，都會藉由缺氧誘發因子的刺激而釋出沾粘因子（如 Selectin、Cadherin、Integrin 等）輕易的覆著寄生在上面。

所找一般大夫或中醫所謂生殖功能缺陷的問題！

一般來說對女性而言不孕的成因最大宗的還是沾黏問題[註40]，包括卵巢和輸卵管等位置的沾粘，其次就是子宮內膜異位症所造成的傷害，這在前面已經討論過不再冗述。卵巢是女性儲存卵泡和排放卵子的器官，當然也是調控所有女性生育相關賀爾蒙的中心位置，如果身體機能還算健康的話，基本上大約每隔 28 天就會排出一顆成熟的卵子到輸卵管裡面，當然在這個時期如果巧遇並結合精子的話，就有很高的機會成為受精卵，之後它再慢慢地游回到子宮裡著床，開始為期 270 天左右的孕育成為一個小嬰兒。

當生殖系統長期在慢性缺氧的情況下，輸卵管的內膜絨毛層組織及外膜層薄膜以及卵巢的外膜組織，都將因為需要多一點細胞外間質空間以獲取氧氣的通透，因而釋放大量的金屬基質消化蛋白酶 MMP 去剪斷破碎纖維蛋白的連結束縛，這個情況下卻又是游離的子宮內膜細胞濃度最高的時期，這些游離細胞遇上這些略有破損的內膜或外膜細胞時，都會藉由缺氧誘發因子的刺激而釋出沾粘因子（如 Selectin、Cadherin、Integrin 等）輕易的覆著寄生在上面[註41]。

可是當這些新舊細胞為了互相搶奪日益稀少資源的同時，同時也將釋出發炎的相關因子，要求免疫警察來維持秩序主持

公道，但由於它們都是身體的正常細胞，基本上管也管不著，只能請纖維母細胞將這些有爭執的地方，利用體液中膠質轉化成更多的纖維蛋白築起一道道的圍牆了事[註42]。在經年累月下就這樣一直不斷重複的缺氧、破壞、附著、包圍、接著再缺氧、再破壞…… 一直重複下去。一段歲月之後，輸卵管裡面的某些地方就長出了一團團緊密的纖維物質，像柵欄一般的阻斷卵子或受精卵游向子宮的通道。

另外在輸卵管的外面，有一面連結卵巢、子宮、和輸卵管的子宮闊韌帶，上面是許多的血管網絡以及薄薄的韌帶組織所構成。這大片面積的區域正好可提供眾多游離的子宮內膜細胞落腳發展的好場所，它們發展的情況和前面輸卵管內部的情況相同，只不過由於這裡更加的缺氧，所以發展出來的情況更加嚴重。一般來說常常會從這闊韌帶上頭或者子宮、卵巢的外壁黏結到多處的輸卵管外膜，造成輸卵管嚴重扭曲回折，這將使得卵子通過的時間拉長或者月經期不穩定。即使幸運地發生了受精卵的喜事，也常會因為回流不到子宮而造成子宮外孕被迫流產的悲劇[註43] ！

■ ■ ■ 缺氧型憂鬱症

簡單的說用來製造獎賞我們身體快樂的神經，卻因為缺氧沒有能量而達不到獎勵的門檻。

快樂到底是甚麼？我想所有人一輩子都想追求這兩個字，但是可能很多人進了棺材時還都不一定清楚它到底是何物。但是對身體來說，其實快樂是可以量化和定義一種機制，那就是能夠滿足所有細胞的能量需求！

我們都知道剛出生的嬰兒，只要能夠餵飽它的需求，它就會立刻露出快樂滿足的笑容，一旦能量匱乏超過一定門檻，肚子就變餓同時它就感到傷心悲泣。同樣的當兩位相同年紀的老年人，一個能吃能喝能動體力充沛的窮人和一個吃少喝少行動不便體虛孱弱的富人，你認為哪一位會比較快樂呢？

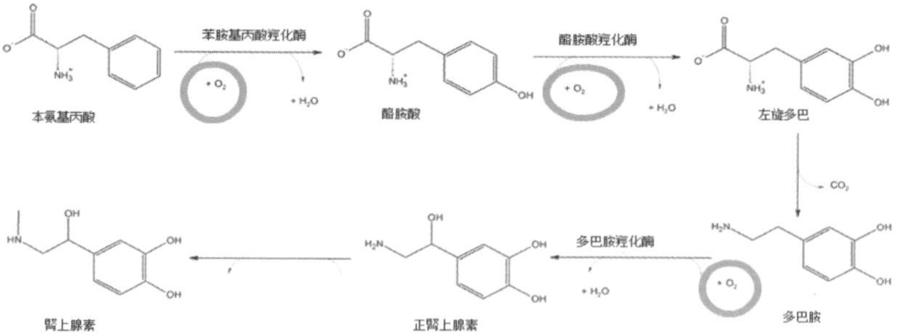

圖 58　大腦最中間的黑質區神經叢區塊是腦中主要分泌多巴胺神經物質的地方，人體許多諸如走路、彎腰、舉手等行動，以及諸如愉快、滿足、積極、愛慾等心理感覺，都是透過多巴胺的指令才能進行。當然由於製造它的關鍵酵素（酪氨酸羥化酶）必須是仰賴氧分子才能活化，因此也可以說我們必須在細胞富氧的環境下才能感到快樂及滿足，相反的當大部分細胞處在缺氧狀態下時，恐慌和憂鬱感的陰影將一直存在。

如果一個新興旺盛的國家那樣，沒有貪汙、沒有分配不均、

政策合理明確、行政效率高、任何人不論是在哪個崗位，只要極盡本分努力，都能得到公平合理的回報，經濟局勢不好時，大家都能勒緊腰帶盡全力去拚搏，相信很快地就能變成人人富有的理想社會。相信住在這種理想的國家的人民整體上應該是很快樂。相反的，如果一個國家是貧富不均、政策不明、貪腐橫行、處處刁難、任何人都自私的偷搶拐騙、努力盡份根本是下等人作，即使這個國家有著豐富的金山油田，相信整體來說這裡的人民應該是痛苦不堪。

我們的身體何嘗不是這樣的情況，當我們年幼的身體，所有的細胞都能有效的獲得應有的血氧，去進行天生應盡的工作，有強大的心臟動能，也有暢通的血管和充沛的血氧，一切細胞都能配合無間，遇到沒有養分，就努力的去爭取或賺取，一旦獲得就平均發送到所有細胞各取所需，所以整個身體都感到非常的快樂，身體也能因此成長得快速。相反的，當我們年長以後的身體，在各個區位中有很多的細胞都是處在嚴重缺氧的情況下，但有些離血管或心臟靠近一些的細胞就能夠得到更多的血氧。

更甚者有些像大腦、心臟，四肢等重要部位就可以得到過多的血氧，其他器官就得苦哈哈的度小月。雖然還不到政令不出大腦這麼悲慘的情境，但是身體整個運作效率已明顯不如年輕孩童時期，既使我們得到的回報量比孩童時期更多，但

當平均到 65 兆顆細胞後，身體仍舊感到不足，畢竟大多數基層的細胞很多仍只是活在貧苦的水準線上，這也因此越到老化的身體越是很難得有如年幼時代的純情快樂發生。

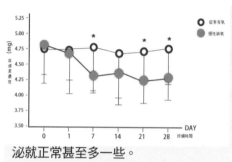

圖 59 專門生產腦內血清素的中縫核神經，其實就是個腦中血氧的偵測系統，只要身體是在慢性缺氧的狀態時，血清素的分泌就明顯的減少，相反的如果在富足有氧的情況下，分泌就正常甚至多一些。

前面曾經討論過，大腦最中間的黑質區神經叢區塊是腦中主要分泌多巴胺神經物質的地方，人體許多諸如走路、彎腰、舉手等行動，以及諸如愉快、滿足、積極、愛慾等心理感覺，都是透過多巴胺的指令才能進行。當然由於製造它的關鍵酵素（酪氨酸羥化酶）必須是仰賴氧分子才能活化[註44]，因此也可以說我們必須在細胞富氧的環境下才能感到快樂及滿足，相反的當大部分細胞處在缺氧狀態下時，恐慌和憂鬱感的陰影將一直存在[註45]。

很多讀者或許曾經聽過身體自己分泌的『快樂賀爾蒙素』，用專業一點術語就叫作血清素（serotonin），它和前面的多巴胺神經傳導物質很類似，在大腦裡的血清素只在大腦中間

一小處叫做縫核的神經區分泌，和身上的血清素涇渭分明，有趣的是當腦內的血清素分泌低下時，我們就產生憂鬱不安感；分泌多一點時，則立刻感到非常的快樂興奮及正面思考[註46]。

越來越多的研究已發現這個專門生產腦內血清素的中縫核神經，其實就是個腦中血氧的偵測系統，只要身體是在慢性缺氧的狀態時，血清素的分泌就明顯的減少，相反的如果在富足有氧的情況下，分泌就正常甚至多一些[註47]。這也應證了很多在高山缺氧的族群、以及貧血缺氧、心腦肺腎血管相關疾病等族群都有明顯憂鬱問題甚至有較高的自殺機率[註48]。畢竟身體的能量不足，我們是得不到大腦神經給自己按個讚啊！

■ ■ ■ 缺氧型失眠

簡單的說因為大腦對能量重新分配不均衡或不足的一種缺氧的前期反應。

我們都知道睡眠是身體休息重整生理狀態的最重要過程，當我們很疲倦時、很煩躁時、很受傷時……，只要能夠睡個好覺，很快的這些問題都可以在睡飽後獲得改善。畢竟我們一輩子有三分之一的時間是在睡眠狀態下，如果睡眠品質不好或者失眠的話，那白天精神就會萎靡不振，甚至頭痛冒痘等

等，若是長期失眠的話，各種慢性疾病很快地就跟著上身囉！或許讀者們曾經看過別人睡覺的樣子，有時平靜如兔，有時眼球會轉動，當然很多是打鼾如雷，更嚇人的是有人在睡覺時竟然停止了呼吸。其實睡眠是有一定的規則律動的，當一個正常人剛開始進入睡眠之際，他的全身大多數器官（包括眼球）幾乎是進入靜止休息的階段，體溫降低、心跳減緩、連大腦神經的脈波也是漸漸變得遲緩，這個階段稱為非快速眼動睡眠（Non-REM）階段，從淺睡到深層的睡眠都有，正常來說這種睡眠大概佔了我們睡眠時間的 80% 左右，而且這段

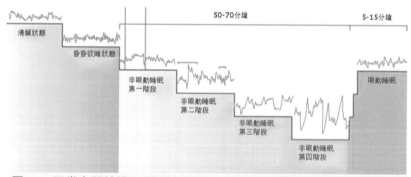

圖 60　正常人開始進入睡眠之際，他的全身大多數器官幾乎是進入靜止休息的階段，體溫降低、心跳減緩、連大腦神經的脈波也是漸漸變得遲緩，這個階段稱為非快速眼動睡眠（Non-REM）階段，從淺睡到深層的睡眠都有，正常來說這種睡眠大概佔了我們睡眠時間的 80% 左右，而且這段期間是不會作夢，也很容易被干擾吵醒的睡眠。緊接在前面這種方式之後的一個特殊睡眠時段，最明顯的特徵是睡覺者的眼球會快速轉動，我們稱這段期間為快速眼動睡眠（REM）階段，正常來說這種睡眠大概佔了 20-25% 的睡眠時間長度，每次大約是持續 90 分鐘左右。

期間是不會作夢，也很容易被干擾吵醒的睡眠[註49]。

另一種睡眠的方式是緊接在前面這種方式之後的一個特殊睡眠時段，最明顯的特徵是睡覺者的眼球會快速轉動，我們稱這段期間爲快速眼動睡眠（REM）階段，正常來說這種睡眠大概佔了 20-25% 的睡眠時間長度，每次大約是持續 90 分鐘左右，之後再重新進入到非快速眼動睡眠的階段。原則上夢都是在這個階段做出來的，而大腦和心臟在這個階段則是和白天一樣的賣力工作，也就是大腦需要相當於白天工作的能量在運作。如果一個人因爲睡眠品質不好，像是打鼾或睡眠呼吸中止症等因素，而造成這段快速眼動睡眠（REM）的時間過短的話，即使他睡的再多，隔天也會覺得疲倦不堪精神不濟[註50]。

我的研究認爲，睡眠的目的是爲了將身體能量重新分配的一種生理過程。在非快速眼動睡眠（Non-REM）階段看起來雖然是讓全身機能休息停止，但是實際上卻是被神經興奮的傳遞物質：麩胺酸（glutamate）所刺激促進，反而這個神經興奮物質抑制快速眼動（REM）睡眠[註51]。研究發現一般人只要快速眼動睡眠（REM）足夠的話，他的食慾就可以被控制而不容易過胖，反之，則喜歡多吃東西[註52]。這是因爲整個睡眠的過程是爲了第二天的出發在做準備，身體必須將前一白天努力所獲得的食物，利用晚上的睡眠過程進行全身細胞的能量重新調整分配。

因此只要身體是在長期慢性缺氧的情況下，在夜晚睡眠時所進行的能量重新調整過程中，就會出現障礙，而導致進行快速眼動睡眠（REM）的能量製造不足而減少了這階段的應有時間。再加上長期慢性缺氧的狀態下所引發的慢性發炎所激發腦神經波動，造成進入睡眠前段的非快速眼動睡眠（non-REM）階段之腦波頻率無法緩降，因此要不就很難入睡，要不就睡得不好，更甚者是醒來後仍然沒有將能量調整完備而發生疲倦感。很多剛到高山缺氧地方的人或者長期有壓力的人，常會發生失眠的情況就是前者的情況[註53]，而常打鼾、患有睡眠呼吸中止症、患有心血管疾病的人就更容易發生後者的情況了[註54]。

■ ■ ■ 缺氧型氣管過敏

簡單的說因為呼吸道細胞的氧氣不足而預先就發生慢性發炎，因而激化免疫功能，造成過度防禦。

雖然說呼吸道是人體直接接觸氧氣的地方，但是裡面細胞的能量供應卻是得經過肺臟交換後，再經過心臟打進血管循環系統藉著末梢微血管的循環供應。由於這些氣管的小血液循環的血氧很容易的被肺泡的大循環系統給稀釋，因此當它們在如心臟功能不佳或其他器官嚴重缺氧等等情況之下，造成肺泡大循環的血管收縮，因而使它們的血氧被分掉不少而造

成慢性缺氧[註55]。

如同之前所討論過的，當細胞面臨慢性缺氧的時候，它們首先為了快速取得多一點的氧氣，便會釋放前列腺素造成慢性發炎現象以增大細胞空隙及血管通透性，當然同時也已引發了免疫的反應，簡單的說就是已派重兵駐守宵禁戒嚴管制這區域囉[註56]。如果這時候在空氣中出現了任何的病蟲細菌等等危害物，它們當然就會立刻反應而消滅，但是有一些類似的無害異物（如花粉等等），它們一樣會將它們視作叛亂分子，直接的調動大批軍警大動作地去撲殺剿滅。

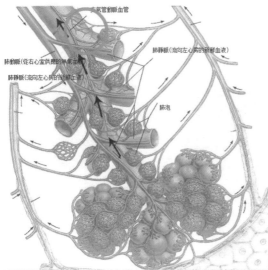

左氣管動脈血管

肺靜脈（流向左心房的新鮮血液）

肺動脈（從右心室供應的無氧血液）

肺靜脈（流向左心房的新鮮血液）

肺泡

圖 61　供給氣管的小型血液的動脈循環和肺泡交換後的肺靜脈相連通，因此氣管的血氧很容易被肺泡的大循環系統給稀釋掉，尤其是當它們在如心臟功能不佳或其他器官嚴重缺氧等等情況之下，造成肺泡大循環的血管收縮，因而使它們的血氧被分掉不少而造成慢性缺氧。

同時氣管裡頭的細胞也因為長期處在慢性缺氧的情況下，因此在缺氧誘發因子的激發下，釋放大量的金屬基質消化蛋白

酶（MMP）解脫原來細胞之間的束縛，當然也因為有了破壞才會有建設，使得隨後的纖維蛋白又大量的覆蓋修護在氣管組織之間，漸漸地使得氣管的內部管道空間越來越狹窄，當然裡面的絨毛也會越有機會接觸到空氣中任何的微細顆粒，周而復始的缺氧、發炎、破壞、纖維化脹大……，使得氣管細胞變得更加缺氧而敏感脆弱。更慘的是那空氣，因為人變擁擠了，品質變髒了，對誘發氣管的免疫發炎機率也就大大的升高了！

■ ■ ■ 缺氧型心肌梗塞

簡單的說心肌梗塞就像腦中風一樣的是一種超大型的急性缺氧傷害，有點像汽車的引擎因為沒機油而過熱燒掉一樣。

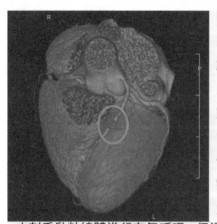

圖 62　當身體自發性的溶解血栓或者隨後的搶救所施打的強力溶解血栓藥物，都會讓血液快速的流入因梗塞缺氧的心肌細胞中，這個動作在醫學界稱為血液再灌流現象。這個搶救的動作雖然是必要，但是卻很容易造成細胞的二度傷害，因為當急性缺氧的心肌細胞突然獲得到大量的氧氣供應時，細胞立刻重啟粒線體進行有氧呼吸，但這一開始將會釋出比平常多很多倍的自由基，而且當幾億顆細胞一起釋放時，這種破壞力比起完全缺血缺氧的情況還嚴重得多。

心肌梗塞是因為血液中的游離血栓，在專門供應心臟的血管網（冠狀動脈）中任一地方梗塞卡住，造成血流堵在卡住位置的前端瞬間形成高血壓。而在梗塞位置後端的所有心肌細胞則面臨完全無氧的局面，而被迫瞬間轉換成無氧呼吸代謝，在幾分鐘內因為能量掉落 19 倍而造成細胞直接死亡。離開遠一點的細胞可能有部分血液是透過其他血管的支援，所以雖然呈現嚴重的缺氧狀態，但細胞還不至於立刻凋亡。

問題就發生在當身體自發性的溶解血栓或者隨後的搶救所施打的強力溶解血栓藥物，都會讓血液快速的流入飢渴已久又虛弱無比的心肌細胞中，這個動作在醫學界稱為血液再灌流現象[註57]，這個搶救的動作雖然是必要，但是卻造成細胞的二度傷害，因為就像許久沒有發動的發電機或引擎一樣，一旦開始啟動，大量不完全燃燒的黑煙廢氣就即刻冒出四竄，同樣的，當急性缺氧的心肌細胞突然獲得到大量的氧氣供應時，細胞立刻重啟粒線體進行有氧呼吸，但這一開始將會釋出比平常多很多倍的自由基，而且當幾億顆細胞一起釋放時，這種破壞力比起完全缺血缺氧的情況還嚴重得多[註58]。

我從一位開業建築師的工作生涯，轉變成中年後重新再投入生物醫學科技的研究領域，其實最大的因素就是我父親因為心肌梗塞突然的逝去！這也成為我研究如何解決缺氧性疾病的最大動力。其實像這種引擎直接燒毀的重大事件，發生的

機率其實還是相當的低。最可怕的是在那比頭髮還細 18 倍以上的心臟小血管或微血管的血栓梗塞，雖然大多數的心肌細胞都是在微血管網中所包覆，但是這種微小梗塞的事件幾乎隨時都在發生，而這才是我們心臟力漸漸衰退的最大原因！

■ ■ ■ 缺氧型肝硬化

簡單的說因爲肝細胞的能量不足而啓動發炎，而爲了消炎，周邊的細胞則利用纖維化的防火牆阻止發炎蔓燒。

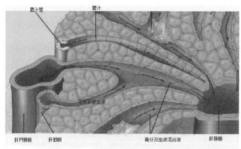

圖 63　當身體自發性的溶解血栓或者隨後的搶救所施打的強力溶解血栓藥物，都會讓血液快速的流入因梗塞缺氧的心肌細胞中，這個動作在醫學界稱為血液再灌流現象。這個搶救的動作雖然是必要，但是卻很容易造成細胞的二度傷害 因為當急性缺氧的心肌細胞突然獲得到大量的氧氣供應時，細胞立刻重啓粒線體進行有氧呼吸，但這一開始將會釋出比平常多很多倍的自由基，而且當幾億顆細胞一起釋放時，這種破壞力比起完全缺血缺氧的情況還嚴重得多。

由於肝細胞的平均血氧只有 1/4 是由新鮮的動脈血液供應，因此只要長期發生不正常的生活狀態或被病毒感染時，肝細胞很容易的就會處於能量供給失衡的缺氧情況。一般來說，

所有細胞在初期缺氧時，它們都會先啓動小量的發炎機制[註59]，利用充血來擴充細胞之間的血氧以紓解燃眉之急，但同時也分泌大量的金屬基質消化蛋白酶 MMP 將細胞間質的纖維蛋白剪碎[註60]，這直接的啓動了在血管和肝細胞之間的肝臟星狀細胞，它們原本作爲結構功能的纖維母細胞，只要周遭有發生任何的破損，就會開始分泌纖維蛋白修復並包覆那些破損處[註61]。

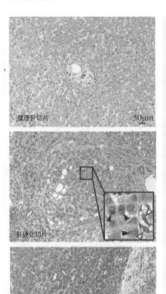

圖64　在初期缺氧時，肝細胞都會先啟動小量的發炎機制，利用充血來擴充細胞之間的血氧以紓解燃眉之急，但同時也分泌大量的金屬基質消化蛋白酶 MMP 將細胞間質的纖維蛋白剪碎。圖中的運用免疫染色切片的方法顯示出肝硬化細胞及肝癌細胞大量釋出金屬基質消化蛋白酶(MMP10)的現象。

*** 特別感謝西班牙 Navarra 大學的 Dr. Carmen Berasain 教授及研究團隊授權提供研究成果。

這原本是像防火鐵捲門那樣的功能，用來防止病毒的感染擴散，但是當細胞長期慢性的處在這類的缺氧狀態中，於是進入缺氧、發炎、破壞、包覆、更缺氧……的惡性循環中。時

間一久，肝細胞漸漸的就纖維硬化而成了『肝材』！

■ ■ ■ 缺氧型腎衰竭

簡單的說因為缺氧造成腎絲球過濾膜堵塞，引發自發性破損後而使過濾功能喪失。

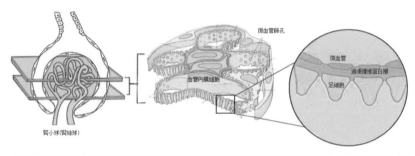

圖65　腎絲球血管外面的微細濾膜片，主要功能是過濾掉一些不要的細胞代謝廢物而維持血液正常的運行。當血液的滲透壓難以通過這些濾膜片時，這些濾膜片和它們周遭相關功能的細胞（如足細胞）將因此缺氧。

腎臟的主要功能是透過包覆腎絲球血管外面的微細濾膜片，過濾掉一些不要的細胞代謝掉的廢物而維持血液正常的運行。當血液的滲透壓難以通過這些濾膜片時，這些濾膜片和它們周遭相關功能的細胞（如足細胞）將因此缺氧，於是細胞群為了多取得些氧氣，將釋出發炎因子和金屬基質消化蛋白酶（MMP）等設法充血並將這片過濾膜剪些破洞以利通氣獲氧[註62]。

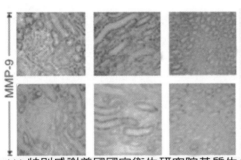

圖66　腎絲球外的足細胞為了多取得些氧氣，將釋出發炎因子和金屬基質消化蛋白酶(MMP)等設法充血並將這片過濾膜剪些破洞以利通氣獲氧。

*** 特別感謝美國國家衛生研究院基質生化研究部門的 Dr. KALU U.E. OGBUREKE 教授及研究團隊授權提供研究成果。

當然囉，起先原本該回收的一些較大尺寸東西（如蛋白質等），也會因破了很多大洞而漏出在尿液中，造成所謂的蛋白尿，而形成初期的腎功能衰竭現象[註63]。之後在這些細胞周圍的纖維母細胞也會因為纖維被破壞而活化再包覆腎絲球，慢慢地腎臟的過濾水分的功能漸漸就消失，而形成無法排尿的後期腎功能衰竭[註63]，於是你就被迫成了洗腎中心的貴客以及健保給付的超級大戶囉！

■ ■ ■ 缺氧型鼻竇炎

簡單的說因為鼻竇細胞缺氧引起慢性發炎，促使組織鬆散而導致過度腫脹，最後透過纖維蛋白修補形成一粒粒像水袋一樣的水瘤鼻息肉。

和前面討論過的呼吸道過敏很類似，慢性鼻竇炎也是因為長期慢性缺氧所引起的疾病。當供給鼻竇組織的血氧呈現不足

時，鼻竇上的絨毛細胞爲了獲得多一點血氧，則先是以釋放發炎因子造成短暫充血爲手段，但因此也引發免疫系統的系列反應，包括白血球、巨噬細胞、肥大細胞等等的戒備，造成大量的淋巴液集中在這裡·同時爲了解開細胞之間的束縛，所以還製造了大量的金屬基質消化蛋白酶 MMP 剪斷破碎細胞間質[註64]。

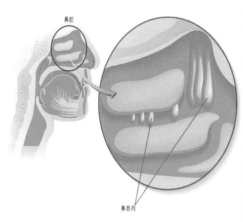

圖67　當大量的鼻水鼻涕流入充斥在鼻腔之內，而這些破損的鼻竇外膜層周遭的纖維母細胞就得盡責地分泌大量纖維蛋白將這裡包覆覆蓋住。在重複多次的缺氧、發炎、破碎、液體充斥、纖維包覆…之後，漸漸的就向外形成一個像水囊袋子，之後不斷的充滿液體後，而形成腫瘤一般的鼻息肉，但是裡面卻充滿非常鬆散的組織液體及大量的各型的免疫細胞。

在這種情況下，大量的鼻水鼻涕就會流入充斥在鼻腔之內，而這些破損的鼻竇外膜層周遭的纖維母細胞就得盡責地分泌大量纖維蛋白將這裡包覆覆蓋住。在重複多次的缺氧、發炎、破碎、液體充斥、纖維包覆…之後，漸漸的就向外形成一個像水囊袋子，之後不斷的充滿液體後，而形成腫瘤一般的鼻

息肉，但是裡面卻充滿非常鬆散的組織液體及大量的各型的免疫細胞[註65]。不只如此，周遭的組織如上下鼻甲或鼻中膈等等肌肉組織，也會因此變得水腫肥大[註66]。

形成鼻息肉也就算了，但是它們直接的擋在身上進氣的唯二出口，增加進氣的阻力而漸漸形成全身性的慢性缺氧，至少很多的睡眠打鼾及睡眠呼吸中止症等等問題都將接踵看得出來。

■ ■ ■ 缺氧型性功能障礙

簡單的說性的目的是為了傳宗接代，需要付出很大的能量及後續的生物責任 因此當處於慢性缺氧的相對低能量狀態下，性功能將被抑制。

性功能簡略的可以區分為大腦控制性慾功能以及生殖器官的性反應動作，而這兩項動作主要藉由大腦中的多巴胺和身上的睪丸酮分泌的多寡所主導，分泌的多則在適當的刺激之下就會發揮生物本性，但是一旦長期低於水平，則這方面的功能將趨於異常[註67]。

之前曾經討論過多巴胺這個控制我們動作的神經傳導激素，主要是在大腦中一處叫做中縫核裏頭的黑質細胞所分泌，這些細胞同時也對大腦中的血氧濃度非常敏感，它們透過一個叫做酪氨酸羥化酶的關鍵步驟來調控身體是否需要製造多巴

胺。當身體處於缺氧狀態下，這個酵素就無法被活化啓動，因此基本上也將處於性慾低下得狀態[註68]。

不論男性或女性決定他們性行爲及動作的關鍵賀爾蒙是睪丸酮，在男性的睪丸中以及在女性的卵巢中只要分泌濃度高於水平，他／她的性能力表現自然就提升。反之則性功能將非常低下。有趣的是生產睪丸酮的關鍵酵素（17β-HSD）和上面生產多巴胺的狀況雷同，在缺氧的情況下它的活性明顯的降低，同時不論是精子的數量以及活力也比起正常有氧的情況下少了很多[註69]。

另外許多男性特別在意的勃起能力問題，在近年許多的研究發現越是缺氧，勃起的困難度越大同時持續時間越短，例如平地的正常登山者當處在高山缺氧地區時，所有性能力相關的功能明顯的減退，但是一旦返回平地後，一切又都回復正常[註70]。其他像是因爲慢性缺氧所誘發疾病，如睡眠呼吸中止症、高血壓、糖尿病、心臟病、呼吸氣喘病等等的病人，其實她們的性勃起能力都呈現相當明顯的退化[註71]。其實簡單的說是因爲其他地方平常都已經相當的缺血缺氧，要再抽調集中到海綿體的能力當然受到明顯的挫折囉！

■ ■ ■ 缺氧型胃腸潰瘍

簡單的說主要因爲腸胃道在長期慢性缺氧狀態下，所造成的

酸鹼不平衡所產生的酸蝕現象。

胃是我們取得食物後最重要的溶解攪拌機，所謂的溶解就是
利用胃壁皺褶深處的胃酸腺體細胞，大量的分泌氫離子到細
胞外形成鹽酸，再將絕大多數的食物溶解成小單位以利吸
收。然而在胃壁皺褶表面的大多數細胞則是扮演著攪拌機的
腳色，因此一定得要耐磨及防強酸腐蝕，因此這些黏膜細胞
則是分泌著一層厚厚的鹼性黏膜，這層黏膜的鹼性物質主要

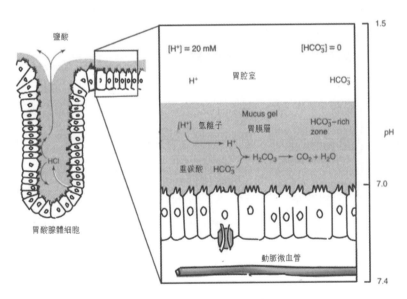

圖 68　當身體處於慢性缺氧狀態時，無氧呼吸代謝就發生在大多數的
細胞中，反而使得血液中的重碳酸濃度減少而氫離子的濃度增加。這對
於胃黏膜細胞所分泌的黏膜中之鹼度漸漸變弱，反而相對的使得胃酸
腺體細胞的酸度原料大幅提高，在這樣的一消一長之下，黏膜當然很快
的破損。

作者　陳志明　博士　123

是透過血液中的重碳酸和其他物質所構成。在正常情況下胃液中的酸度和黏膜上的鹼度剛好中和，形成一個酸鹼平衡的狀態[註72]。

前面曾經討論過在有氧代謝時，除了能量之外還會產生二氧化碳，這個二氧化碳一旦離開細胞後便和水結合成重碳酸而進入血液，而後再到肺泡中交換成二氧化碳散到大氣中。可是當身體處於慢性缺氧狀態時，無氧呼吸代謝就發生在大多數的細胞中，反而使得血液中的重碳酸濃度減少而氫離子的濃度增加。這對於胃黏膜細胞所分泌的黏膜中之鹼度漸漸變弱，反而相對的使得胃酸腺體細胞的酸度原料大幅提高，在這樣的一消一長之下，黏膜當然很快的破損[註73]。

雖然造成胃潰瘍的主要因子是幽門螺旋桿菌的侵襲以及非類固醇類的消炎止痛藥物所造成的，但是研究發現，對一個有氧健康的身體而言，由於細胞中的重碳酸濃度持續在一個水平之上時，即使幽門桿菌已經入侵寄生，也不至於會發生黏膜破損的情況，反而因此使細菌無法生存而被消滅。相反的也只有在慢性缺氧的身體環境下，它們才能活下來並潛藏在潰瘍的環境中[註74]。

第 五 章

給氧營養對策

如果用『天生我材必有用』來形容大自然的神奇，那麼當我們身體處在慢性缺氧的情況時，也能夠從許多常見的食物及營養物中，提煉出對抗缺氧誘發因子以及被它所誘發出的血管增生因子、間質破損因子、沾黏因子、發炎因子、基因停頓因子等等相關病因的有效物質。在本章節中我除了將幾項常見的蔬果食品等對細胞有氧代謝有幫助的材料進行討論之外，還會將其他輔助性、特用性的萃取物或元素提供給讀者參考。

■ ■ ■ 那些食物可幫助細胞進行有氧呼吸的能量代謝？

洋蔥，含有大量的槲皮素 (Quercetin)，尤其是以紅洋蔥的外層含量最高。槲皮素它對缺氧型神經退化的失智功能修護方面有相當的幫助 註1 。

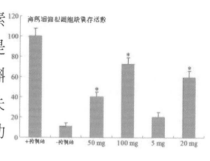

拉維紀草 (Lovage)，又叫做獨活草或歐當歸，含有大量的槲皮素，尤其以成熟深綠葉片含量最高。槲皮素它對缺氧型乳癌的藥物輔助治療

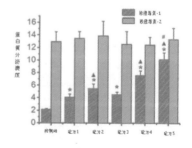

上有明顯的功能[註2]。

芹菜，含有大量的芹菜素 (Apigenin)，尤其以深色葉片中的含量最高。芹菜素對缺氧性心肌梗塞所引發的細胞間質破損因子和發炎因子有相當改善功能[註3]。

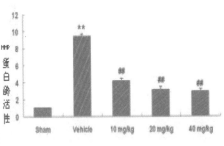

芥蘭菜，含有大量的木樨草素 (Luteolin)，木樨草素對於缺氧所誘發的眼睛黃斑部血管增生有明顯抑制功能[註4]。

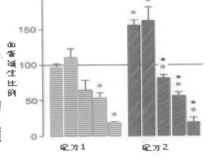

蘋果，含有特殊的果膠纖維可刺激腸道形成大量丁酸 (Butyrate)，丁酸對於缺氧所誘發的腸道腫瘤增生有明顯的抑制功能[註5]。

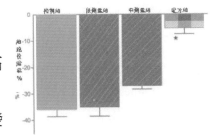

高良薑，含有大量的高良薑黃素 (Galangin)，高良薑黃素對於缺氧所誘發

的神經損傷型膀胱多縮症狀有明顯的保護作用[註6]。

燕麥，含有大量的燕麥皂甙（Avenacoside），燕麥皂甙對於缺氧所誘發的慢性皮膚炎症狀有明顯的抑制作用[註7]。

鳳梨，含有大量的鳳梨酵素（Bromelain），鳳梨酵素對於缺氧所誘發的纖維母細胞活化有明顯的抑制作用[註8]。

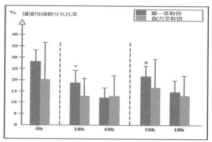

木瓜，含有大量的特殊消化酶（Protease），而這類消化酶能對缺氧所誘發腫瘤細胞的血管增生具有明顯增生的功能[註9]。

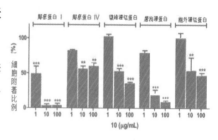

火龍果，含有大量的甜菜紅素（Betacyanin），甜菜紅素對於缺氧所誘發的腸胃道內膜細胞慢性發炎具有明顯的抑制作用[註10]。

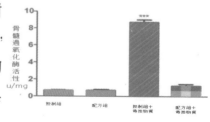

石榴，含有大量的安石榴甙 (Punicalagin)，安石榴甙對於缺氧所誘發的大腦記憶區神經退化現象具有明顯緩和及改善作用[註11]。

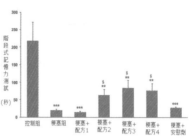

酪梨，含有大量的酪梨未皂化素 (unsaponifiables)，酪梨未皂化素對於缺氧所誘發的退化性關節的金屬間質消化蛋白酶 MMP 具有明顯的抑制作用[註12]。

仙人掌梨，含有大量的梨果仙人掌黃質 (indicax-anthin)，梨果仙人掌黃質對於缺氧所引發的大腸癌細胞慢性發炎因子具有明顯的抑制功能[註13]。

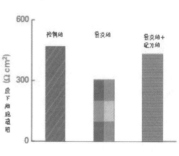

紅甜菜根，含有大量的甜菜苷 (betanin)，甜菜苷對於缺氧所引發的腸道內膜細胞慢性發炎因子具有明顯的抑制功能[註14]。

山藥，含有大量的甲基原薯蕷皂苷 (Methyl protodioscin)，甲基原薯蕷皂苷對於缺氧所引發的腸道內膜細胞慢性發炎因子具有明顯的抑制功能[註15]。

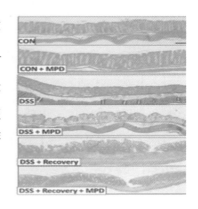

迷迭香，含有大量的鼠尾草酸 (Carnosic acid)，鼠尾草酸對於缺氧所誘發腫瘤細胞轉移的金屬間質消化蛋白酶 MMP 具有明顯的抑制作用[註16]。

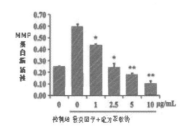

山葵，含有大量的異硫氰酸鹽 (Isothiocyanate)，異硫氰酸鹽對於缺氧所誘發癌症腫瘤的基因停頓因子 HDAC 具有明顯的抑制功能[註17]。

葡萄，含有大量的原花青素 (Procyanidin)，原花青素對於缺氧所誘發的腫瘤細胞轉移的金屬間質消化蛋白酶 MMP 具有明顯的抑制作用[註18]。

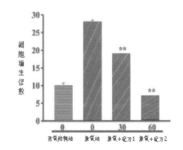

蕃茄，含有大量的茄紅素（Lycopene），茄紅素對於缺氧所誘發的肝癌細胞的血管增生因子 VEGF 具有明顯的抑制作用[19]。

綠花椰菜，含有大量的蘿蔔硫素（Sulforaphane），蘿蔔硫素對於缺氧所誘發肺腺癌症腫瘤的基因停頓因子 HDAC 具有明顯的抑制功能[20]。

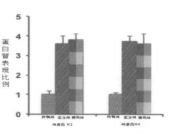

波菜，還有大量的山奈酚（Kaempferol），山奈酚對於缺氧所誘發的支氣管慢性發炎因子具有明顯的抑制功能[21]。

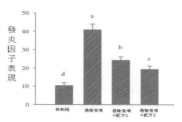

奇異果，含有大量的 喃酮（furaneol）， 喃酮對於缺氧所誘發的腸道內膜細胞的慢性發炎具有明顯的抑制功能[22]。

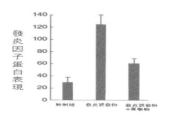

覆盆子，含有大量的覆盆子酮（Raspberry Ketone），覆盆子酮對於缺氧所誘發肝癌細胞的

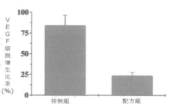

血管增生因子 VEGF 具有明顯的抑制功能[註 23]。

梅子，含有大量的楊梅黃素 (Myricetin)，楊梅黃素對於缺氧所誘發卵巢癌細胞的血管增生因子 VEGF 具有明顯的抑制功能[註 24]。

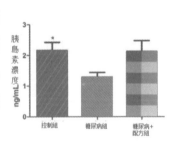

橘子，含有大量的對位香豆酸 (p-coumaric acid)，對位香豆酸對於缺氧所誘發的脂肪細胞慢性發炎因子 (NF-κB) 具有明顯的抑制功能[註 25]。

百香果，含有大量的表兒茶素 (Epicatechin)，表兒茶素對於缺氧所誘發的胰臟蘭氏小島 B 細胞慢性發炎因子具有明顯的抑制功能[註 26]。

杏仁，含有大量的原花青素 (Proanthocyanidin)，原花青素對於缺氧所誘發大腦神經細胞損傷的發炎因子具有明顯的抑制作用[註 27]。

蔓越莓，含有大量的熊果酸 (Ursolic Acid)，熊果酸對於缺氧所誘發脂肪細胞的發炎因子具有明顯的抑制作用[註28]。

山竹，含有大量的山竹黃酮 (α-mangostin)，山竹黃酮對於缺氧所誘發視網膜底的血管增生因子 (VEGF) 具有明顯的抑制作用[註29]。

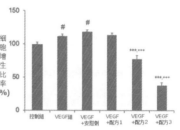

黑醋栗，含有大量的羥基肉桂酸 (hydroxycinnamic acid)，羥基肉桂酸對於缺氧所誘發乳癌腫瘤細胞的金屬基質消化蛋白酶 (MMP) 的活性具有明顯抑制作用[註30]。

楊桃，含有大量的半乳糖醛酸 (galacturonic acid)，半乳糖醛酸對於缺氧所誘發疼痛性的發炎因子具有明顯的抑制功能[註31]。

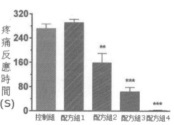

諾麗果，含有大量的去乙醯基車葉草苷酸 (deacetyl asperulosidic acid)，去乙醯基

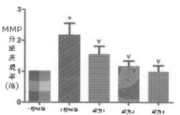

車葉草苷酸對於缺氧所誘發結腸內膜細胞的慢性發炎因子 (COX-2) 具有明顯的抑制功能[註32]。

藍莓，含有大量的紫檀 (pterostilbene)，紫檀對於缺氧所誘發的神經細胞退化產生的 beta 澱粉質瘢塊形成的金屬基質消化蛋白酶 MMP 具有明顯抑制功能[註33]。

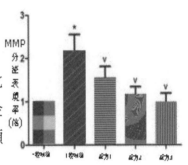

香蕉，含有大量的 5- 羥色胺 (5-Hydroxytryptamine)，5- 羥色胺對於缺氧所抑制的色胺酸羥化酶活性低下問題具有明顯補充功能[註34]。

紅棗，含有大量的山楂酸 (maslinic acid)，山楂酸對於缺氧狀態所引發肺癌細胞的缺氧誘發因子 (HIF-1) 以有明顯的抑制作用[註35]。

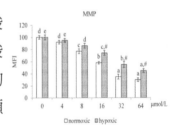

黑木耳，含有大量的二氮烷 (diazane)，二氮烷對於缺氧所引發肺癌細胞複製的重要檢核蛋白 p53 活性具有明顯加強功能[註36]。

竹筍，含有大量的異東方蓼黃素（isoorientin），異東方蓼黃素對於缺氧所誘發纖維癌細胞的發炎因子具有明顯的抑制功能[註37]。

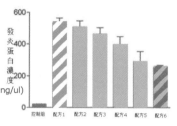

苦瓜，含有大量的葫蘆烷三（cucurbitane triter-penoids），葫蘆烷三　對於缺氧所誘發的鱗狀表皮癌細胞的發炎因子 COX-2 具有明顯的抑制功能[註38]。

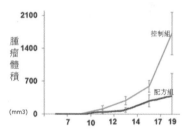

黃豆，含有大量的金雀素黃酮（Genistein），金雀素黃酮對缺氧所誘發乳癌細胞的血管增生因子 VEGF 具有明顯的抑制功能[註39]。

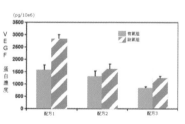

■ ■ ■ 那些纖維可幫助細胞進行有氧呼吸的能量代謝？

燕麥纖維，含有大量的可溶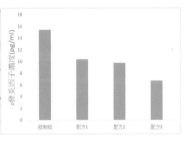及不可溶性纖維能促進腸內菌落分泌短鍊脂肪酸提供補給腸道內膜細胞能量。短鍊脂肪酸對於缺氧所誘發大腸癌的發炎因子具有明顯的抑制功能[註40]。

洋車前子，含有大量的可溶性纖維能促進腸內菌落分泌短鏈脂肪酸。洋車前子纖維對於缺氧所誘發大腸躁鬱症的發炎因子具有明顯的抑制功能[註41]。

蔬菜纖維，含有大量的不可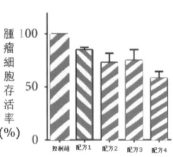溶性纖維能促進腸內菌落發酵形成丁酸以提供腸內細菌生長。丁酸對於缺氧所引發大腸癌的基因靜止因子 HDAC 具有明顯的抑制功能[註42]。

蒟蒻纖維，含有大量的可溶性纖維能促進腸內菌落形成葡甘露聚糖以供腸道細菌生長。葡甘露聚糖對於缺氧所引發糖尿病及高血脂的發炎因子 TNF-α 具有明顯的抑制功能[註43]。

水 果纖維，含有大量的可溶性果膠纖維能促進腸內菌落發酵形成短鏈脂肪酸提供腸道內膜細胞能量補給。短鏈脂肪酸對於缺氧所引發結腸癌細胞的血管增生因子 VEGF 具有明顯的抑制功能[註44]。

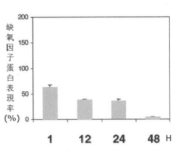

米 麥麩糠，含有大量的不可溶性纖維能促進腸內菌落發酵形成短鏈脂肪酸供給能量。米麥麩糠發酵物對於缺氧所引發糖尿病的高血脂及高血糖因子具有明顯的抑制功效[註45]。

抗 性糊精，含有大量的不可溶性纖維能促進腸內菌落發酵形成短鏈脂肪酸供給能量。抗性糊精發酵物對於切氧所引起糖尿病的發炎因子具有明顯的抑制作用[註46]。

■ ■ ■ 那些維生素可幫助細胞進行有氧呼吸的能量代謝？

維 生素 A，對於細胞在有氧呼吸過程中，能輔助將糖解中間代謝產物丙酮酸轉換成乙醯輔酶 A 供粒線體轉換能量

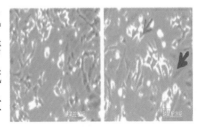

使用。另外也對於缺氧所誘發的神經膠質瘤細胞的缺氧因子 HIF-1 具有明顯的抑制功能[註 47]。

維生素 B1，對於細胞在有氧呼吸過程中能輔助三羧酸循環的能量代謝。對於缺氧所誘發嬰兒驟死症的腦幹神經細胞有氧呼吸代謝具有密切的關聯[註 48]。

維生素 B2，對於細胞在有氧呼吸過程中能輔助三羧酸循環中 NADH 的能量轉換。維生素 B2 對於缺氧所誘發皮膚癌黑色素瘤細胞的金屬基質消化蛋白酶 MMP 有明顯的抑制功能[註 49]。

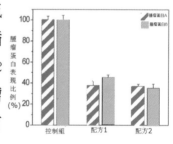

維生素 B3，對於細胞在有氧呼吸過程中能輔助三羧酸循環及電子傳遞鏈的能量轉換功能。維生素 B3 對於缺氧所誘發失智症神經細胞澱粉質瘢生成的發炎因子具有相當的抑制效果[註 50]。

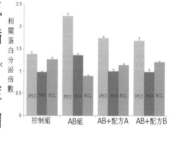

維生素 B5，對於細胞在有氧呼吸過程中能輔助三羧酸循環的能量代謝及能量轉換。維生素 B5 對於缺氧所誘

發神經細胞退化的基因靜止因子 HDAC 具有相當的抑制功能[註51]。

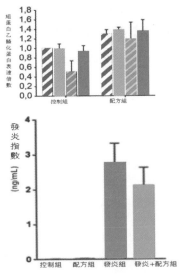

維生素 B6，對於血紅素的生成過程中必須依賴維生素 B6 的轉換才能形成帶氧功能。維生素 B6 對於缺氧所誘發大腸癌細胞的發炎因子 TNF-α 等具有明顯的抑制功能[註52]。

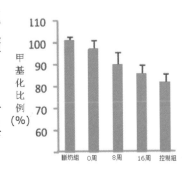

維生素 B7，對於細胞在有氧呼吸過程中能輔助能量的代謝生成和能量儲存轉換。維生素 B7 對於缺氧所誘發神經髓鞘多發性硬化症的發炎因子具有明顯的抑制功能[註53]。

維生素 B9，對於紅血球細胞的分裂複製過程必須依賴維生素 B9 對 DNA 甲基化的運作。維生素 B9 對於缺氧所誘發的人類單核細胞性疾病的發炎因子具有明顯的抑制功能[註54]。

維生素 B12，對於紅血球生成過程中的幾項關鍵蛋白表現具有決定性的功能。維生素 B12 對於缺氧所誘發乳癌細胞的基因靜止因子 HDAC 具有明顯的抑制功能[註55]。

維生素 C，對於缺氧所誘發皮膚癌細胞的缺氧因子具有明顯的抑制功能。另外也對於缺氧所誘發的腸道內膜慢性發炎因子 NF-κB，COX-2 和 iNOS 具有明顯消除的功能[註56]。

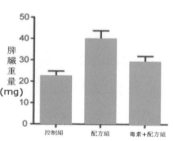

維生素 D，對於肌肉細胞的鈣離子吸收代謝及強度具有正面輔助功效。維生素 D 對於缺氧所誘發大小腸內膜癌細胞的發炎因子 COX-2 及 PEG2 具有明顯的抑制功能[註57]。

■ ■ ■ 那些礦物質可幫助細胞進行有氧呼吸的能量代謝？

硫化物，所含硫元素可增進穀胱甘肽(Glutathione)合成以消除缺氧所引發的自由基破壞及發炎。硫化物對於缺氧所誘發乳腺癌轉移的血管增生因子 VEGF 具有明顯的抑制功能[註58]。

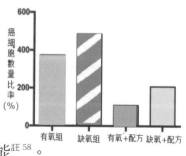

鎂化物，所含鎂元素可促進多種能量代謝過程的必要酵素生成及供氧效率。鎂化物對缺氧所引發血管及大腸內膜細胞的發炎因子具有明顯抑制的功效註59。

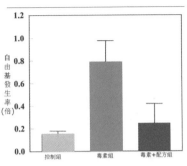

鋅化物，所含鋅元素組構細胞內粒線體的電子傳遞複合體為能量代謝過程的必須元素。鋅化物對於缺氧所引發腸胃癌內膜細胞的金屬基質消化蛋白酶 MMP 具有明顯的抑制功能註60。

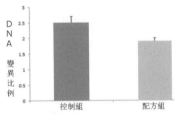

鉻化物，所含三價鉻元素能活化細胞內的胰島素受體以促進能量代謝過程中葡萄糖原料的獲取。鉻化物對於缺氧所引發多囊性卵巢症候群的發炎因子具有明顯的抑制功能註61。

硒化物，所含硒元素能激活細胞內的雙歧氧化酶及穀胱甘肽過氧物酶的抗氧化活性而減少

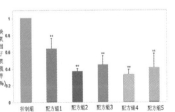

細胞因缺氧產生的自由基破壞。硒化物對於缺氧所引發乳癌細胞的血管增生因子 VEGF 具有明顯的抑制效果[註62]。

■ ■ ■ 那些添加物質可幫助細胞進行有氧呼吸的能量代謝？

檸檬酸，為細胞有氧呼吸代謝中能量製造的三羧酸循環中間產物之一。檸檬酸對於心肌梗塞所引發缺氧的發炎因子 TNF-α 及血栓凝結因子具有明顯的抑制功效[註63]。

L-蘋果酸，為細胞有氧呼吸代謝中能量製造的三羧酸循環中間產物之一。蘋果酸對於心肌梗塞所引發缺氧的發炎因子 TNF-α 及血栓凝結因子具有明顯的抑制功效[註64]。

牛磺酸，為牛胱氨酸的衍生物也是膽汁的主要成分，牛磺酸對於缺氧所誘發腦神經癌細胞的缺氧誘發因子 HIF-1 具有

明顯的抑制功能[註 65]。

白 胺酸，為人體不能合成的必需胺基酸之一，白胺酸對於缺氧所誘發的視網膜基底膜細胞的金屬基質消化蛋白酶 MMP 及血管增生因子 VEGF 都具有明顯的抑制功能[註 66]。

■ ■ ■ 那些植物萃取物可幫助細胞進行有氧呼吸的能量代謝？

蘆 筍，含有大量的二氫蘆筍酸（dihydroasparagusic acid），二氫蘆筍酸對於缺氧所誘發的神經膠質細胞凋萎的發炎因子 COX-2 有明顯的抑制功能[註 67]。

蛇 床子，含有大量的蛇床子素（osthole），蛇床子素對於缺氧所誘發神經膠質瘤的金屬基質蛋白消化酶 MMP 有明顯的抑制功能[註 68]。

菊 花，含有大量的蒙花甙（linarin），蒙花甙對於缺氧所引發肝臟衰竭的慢性發炎因子 TNF-α 具有明顯的抑制作用[註 69]。

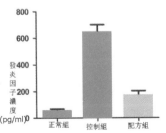

紅景天，含有大量的紅景天甙 (Salidroside)，紅景天甙對於缺氧所引發乳癌細胞的缺氧誘發因子 HIF-1 具有明顯的抑制功能[註70]。

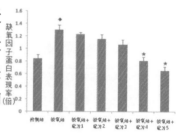

天麻，含有大量的天麻甙 (Gastrodin)，天麻甙對於缺氧所引發海馬迴神經細胞凋亡的澱粉質瘢塊具有明顯抑制作用[註71]。

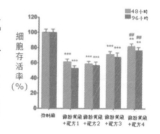

瑪卡，含有大量的咪唑生物 (lepidiline)，咪唑生物 對於缺氧所誘發癌細胞的發炎因子具有明顯的抑制作用[註72]。

枸杞，含有大量的玉米黃素二棕櫚酸酯 (zeaxanthin di-palmitate)，玉米黃素二棕櫚酸酯對於缺氧所誘發海馬迴神經細胞的發炎因子 TNFα 及 COX-2 具有明顯的抑制作用[註73]。

薑黃，含有大量的薑黃酮（turmerone），薑黃酮對於缺氧所引發海馬迴神經膠元細胞的發炎因子 NF-κB 及 JNK 具有明顯的抑制功能[註74]。

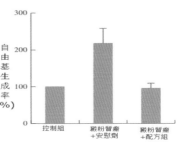

瓜拿那，含有大量的羽扇烯（lupine），羽扇烯對於缺氧所引發海馬迴神經細胞退化造成的澱粉質瘤塊具有相當的抑制作用[註75]。

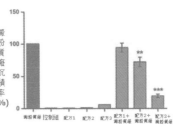

蒲公英，含有大量的蒲公英甾醇（taraxasterol）；蒲公英甾醇對於缺氧所引發關節炎的發炎因子 TNF-α 及 IL-1β 等具有明顯的抑制功能[註76]。

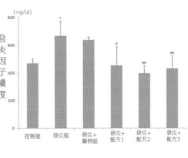

茶葉，含有大量的末食子酸酯兒茶素（Epigallo-catechin gallate），末食子酸酯兒茶素對於缺氧所引發肝

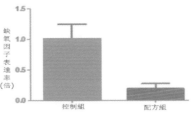

硬化的血管增生因子 VEGF 具有明顯的抑制作用[註77]。

丹參，含有大量的丹參二甲酮 (tanshinone IIA)，丹參二甲酮對於缺氧所引發肺癌細胞的血管增生具有明顯的抑制功能[註78]。

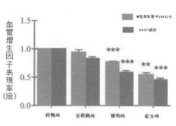

第 六 章

反應逆轉慢性缺氧的

■ ■ ■ 為什麼在接受給氧營養物後每個人身體反應部位都不相同？

簡單的說是因為每個人身體缺氧的部位都不一樣，所以當有效的供氧之後的身體反應部位也不會相同。

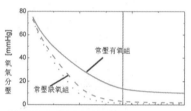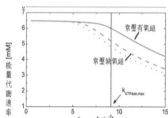

圖 122　這是從給氧梯度轉變成所謂的能量梯度的一種初期有氧反應現象。身體能夠透過一些特殊的營養物質而發揮強化有氧功能時，比較缺氧部位的細胞就會因為得到氧氣的供應，因而從原本缺氧呼吸代謝轉變成有氧呼吸代謝。於是原本為了求生大量堆積在細胞裡面的血糖，就能再進入粒線體轉換成作多達到了 19 倍左右的能量。

身體的慢性缺氧大致分為全身性缺氧以及局部性缺氧，但即使是全身性的缺氧也會在身上有比較嚴重的部位，我們姑且就稱它做弱點吧。就以癌症來說，同樣是因為缺氧所導致，但是有些人會在肺部長腫瘤，有些人則在腎臟發生癌症，這至少說明了在某時期那些部位比較缺氧。

當我們的身體能夠透過一些特殊的營養物質而發揮強化有氧功能時，比較缺氧部位的細胞就會因為得到氧氣的供應，因而從原本缺氧呼吸代謝轉變成有氧呼吸代謝。於是原本為了

求生大量堆積在細胞裡面的血糖，就能再進入粒線體轉換成作多達到了 19 倍左右的能量。也就是從給氧梯度轉變成所謂的能量梯度的一種初期有氧反應現象[註1]。例如有人的脂肪細胞越來越脹大而變得缺氧，那可能會隨著血液供氧後先在他的皮下脂肪部位進行有氧代謝反應。又譬如有人的大腦長期慢性缺氧，那血氧可能就先透過給氧梯度供給大腦神經相關細胞進行有氧代謝等等的趨勢。

■ ■ ■ 為什麼在使用給氧營養物後每個人在臉上的反應部位都不相同？

簡單的說供應臉部血氧微系統的位置差異，正好和身體各器官的血管分配系統的位置差異類似，因此可就臉部位置的缺氧表現大致反應出身體器官的缺氧情況。

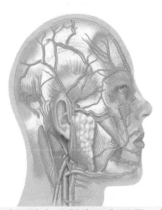

圖 123　臉部顏面的主要血管分支大致上分為八對，包括從外頸動脈分支出的顏部動脈，從它再分支出下唇動脈、上唇動脈、鼻外側動脈、和角動脈。在外頸動脈最末梢所分支出的上頜動脈和顳淺動脈。以及從內頸動脈上方所分支的眼動脈中兩條末梢分支出的鼻背動脈和前額動脈等八條所覆蓋。這些血脈的供血區域大致上可對應分為下巴、上唇、鼻尖、鼻樑、眉心、前額、顳額、顴腮等八部位，很可能是這些區域的供氧方式和體內幾個重要器官的供氧方式有對應雷同的關係。大量堆積在細胞裡面的血糖，就能再進入粒線體轉換成作多達到了 19 倍左右的能量。

我們臉部顏面的主要血管分支大致上分爲八對，包括從外頸動脈分支出的顏部動脈，從它再分支出下唇動脈、上唇動脈、鼻外側動脈、和角動脈。在外頸動脈最末梢所分支出的上頜動脈和顳淺動脈[註2]。以及從內頸動脈上方所分支的眼動脈中兩條末梢分支出的鼻背動脈和前額動脈等八條所覆蓋。這些血脈的供血區域大致上可對應分爲下巴、上唇、鼻尖、鼻樑、眉心、前額、顳額、顴腮等八部位，很可能是這些區域的供氧方式和體內幾個重要器官的供氧方式有對應雷同的關係，因此當體內某些器官發生慢性缺氧時，在臉部的某些區域也會發生缺氧的現象。

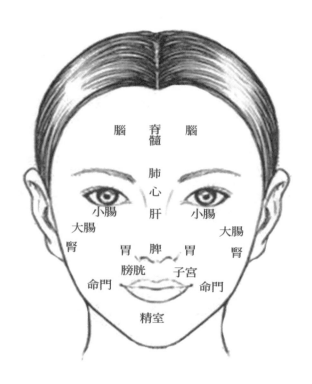

圖124　我們的祖先經過幾千年的經驗累積後，將臉部各個區域和臟腑相對應位置的『氣』做了醫學經驗的統計關聯，在前額的位置相對應中腦、腦橋和延髓所組成的腦幹區，而顳額部位則相應於大腦的皮質層區，眉心部位則相對應於肺臟，鼻樑部位則對應於心臟及肝臟，鼻尖部位則相對應於脾臟，上唇部位則相對應於生殖器官，下巴部位則相對應於腎臟，顴腮部位則相對應於腸胃道器官等等，形成所謂的『問聞望切』四大診斷檢驗中的望診學問。

因此我們的祖先經過幾千年的經驗累積後，將臉部各個區域和臟腑相對應位置的『氣』做了醫學經驗的統計關聯，在前額的位置相對應中腦、腦橋和延髓所組成的腦幹區，而顳額部位則相應於大腦的皮質層區，眉心部位則相對應於肺臟，鼻樑部位則對應於心臟及肝臟，鼻尖部位則相對應於脾臟，上唇部位則相對應於生殖器官，下巴部位則相對應於腎臟，顴腮部位則相對應於腸胃道器官等等，形成所謂的『問聞望切』四大診斷檢驗中的望診學問[註3]。

前面曾經討論過中醫系統中最重要的『氣』其實就是本書裡一直在討論的細胞有氧呼吸代謝及無氧呼吸代謝的另一種稱謂罷了。可是當大多數人的某些器官（例如腸胃道等等）是處於長期慢性缺氧的狀態下時，一旦能夠快速的獲得血氧補給之後，大多數人的顴腮部位都會呈現紅潤發熱的現象，這代表血氧同時在給氧梯度的作用下，優先透過顳淺動脈以及消化道的血管網絡供給細胞進行有氧呼吸代謝，因此才能產生熱量及能量。

■ ■ ■ 為什麼當細胞在快速有氧呼吸後身體缺氧地方會有發熱感？

簡單的說由於身體缺氧的地方就是身體能量最低的地方，因此當含有氧的營養物補給之後，這些缺氧的細胞將大量的進行有氧呼吸，代謝掉細胞內原先大量堆積的葡萄糖，並將因它們的充分燃燒所產生大量的能量因而產生發熱的感覺。

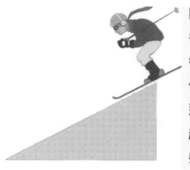

圖125 當含有氧的物質進入到身體後，將先透過所謂的血氧濃度梯度從最陡峭的地方優先供給，這就類似要將東西從高處山丘滾落的情況那樣，越是陡峭的坡度滾動的速度越快。當細胞越是缺氧嚴重代表那些細胞的能量及血氧越少，因此一旦身體透過有氧物質的補充 將很快的先填補那些缺氧地區的細胞群中，之後才能在分配到較不缺氧的地區。

當含有氧的物質進入到身體後，將先透過所謂的血氧濃度梯度從最陡峭的地方優先供給，這就類似要將東西從高處山丘滾落的情況那樣，越是陡峭的坡度滾動的速度越快。當細胞越是缺氧嚴重代表那些細胞的能量及血氧越少，因此一旦身體透過有氧物質的補充，將很快的先填補那些缺氧地區的細胞群中，之後才能在分配到較不缺氧的地區。

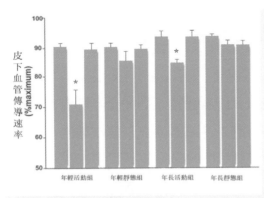

圖 126 由於這樣的能量差異因素，使得原本這些『很』缺氧的細胞所能獲得到的血氧也就相對最多也最集中，而使得細胞進行大量的有氧呼吸代謝，啟動粒線體的運作燃燒掉原先堆積的葡萄糖，並形成 19 倍以上的 ATP 能量，因此造成身上局部區塊出現明顯的短期間發熱感覺。

也由於這樣的能量差異因素，使得原本這些『很』缺氧的細胞所能獲得到的血氧也就相對最多也最集中，而使得細胞進行大量的有氧呼吸代謝，啓動粒線體的運作燃燒掉原先堆積的葡萄糖，並形成 19 倍以上的 ATP 能量，因此造成身上局部區塊出現明顯的短期間發熱感覺[註4]。而這類的發熱現象也會促發周邊的神經纖維活化，產生像剛跑完比賽皮膚血液通透同時又有刺刺癢癢的現象。

而透過所謂的血氧濃度梯度原則，使得血液也會快速地集中在缺少血氧的細胞群，這使得那些部位的微血管血液壓力變大滲透性提高，有時還會反映在器官所對應的皮膚上，形成可見到的紅潤現象，當然這樣的變化只是我們眼睛所看到的局部，在皮膚裡層的內部細胞或相關器官反射區內的慢性缺氧細胞也會有類似供氧的變化和改善。

■ ■ ■ 為什麼在使用給氧營養物後有些人的心跳速率會降低一些？

簡單的說當使用一些給氧的營養物，而使全身體的血氧都明顯回復到正常供應的情況下，原本處在加速狀態的心臟代償作用將回歸到正常的跳動速率。

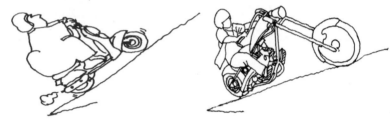

圖 127 決定心臟功能的主要兩大因子：一個是每次加壓的射出血量，另一個是每分鐘的跳動次數。就像是一台機車那樣出廠的時候是 50 西西的引擎，可是卻要求它得載半噸的貨物爬坡送貨，基本上它就得一路上猛催油門的意思一樣。

決定心臟功能的主要兩大因子：一個是每次加壓的射出血量，另一個是每分鐘的跳動次數[註5]。就像是一台機車那樣出廠的時候是 50 西西的引擎，可是卻要求它得載半噸的貨物爬坡送貨，基本上它就得一路上猛催油門的意思一樣。因此只要身體處於慢性缺氧的情況下，大多數的心臟已經屬於不堪負荷的狀態中，可能是心肌的功能衰退，也可能是活塞（心臟瓣膜）出了點毛病，也可能是血管的阻力增加了，總之它每次所能壓送出去的 CC 數只會日漸減少，所以才會讓細胞的

血氧供給越發減少。所以為了彌補這個慢性缺氧的現象，大腦會通知心臟加個班，再賣點力多跳幾下以補足一些缺少的血氧。

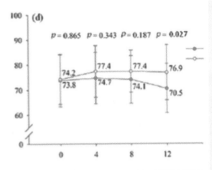

圖 128 補氧的營養物質中有些配方是能夠直接的提振心臟出力，有些則是增加帶氧的效率，有些則是加強細胞有氧代謝的能力，但是結果都是使細胞的能量增加。當這些身體能量滿足的訊息回饋到大腦之後，同時也將促使大腦釋放給心臟不用加班、減緩心跳的正向訊號。

補氧的營養物質中有些配方是能夠直接的提振心臟出力，有些則是增加帶氧的效率，有些則是加強細胞有氧代謝的能力，但是結果都是使細胞的能量增加。當這些身體能量滿足的訊息回饋到大腦之後，同時也將促使大腦釋放給心臟不用加班、減緩心跳的正向訊號。

■ ■ ■ 為什麼在接受給氧營養物後大多數人的耳朵都會發紅發熱？

簡單的說因為耳朵是臉部平時最缺氧的地方，所以當含氧氣的營養物到達之後，耳朵將大量的進行有氧呼吸，代謝掉原先大量堆積的葡萄糖，並將它們充分燃燒，因此呈現發熱及紅潤現象。

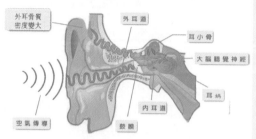

圖129 當我們的內耳因為慢性缺氧漸漸地退減功能之後，原先軟性的、充滿血液的外耳廓共振傳遞已沒法聽到應有的聲音。為了代償聲音的傳遞，我們外耳血液就會被身體自發性的減少分配，讓耳朵越來越硬，越來越冰冷，畢竟低溫的固體比高溫的液體在音頻傳遞要敏感一些。

我們臉部看到的外耳是聽覺系統的一小部分，它的主要功能是用來收集和傳遞聲音，當我們身體處在正常健康情況下時，負責轉換音波的內耳絨毛細胞也因獲得充分的血氧供應而能聽到應有的音頻，因此外耳廓也就充滿血液、肌肉和軟骨等軟性組織，除了做爲聲音的收集和傳遞功能之外，還得做爲緩衝尖銳或過大音量以保護內耳絨毛細胞免於被魔音穿腦所傷害[註6]。

只不過當我們的內耳因爲慢性缺氧漸漸地退減功能之後，原先軟性的、充滿血液的外耳廓共振傳遞已沒法聽到應有的聲音。爲了代償聲音的傳遞，我們外耳血液就會被身體自發性的減少分配，讓耳朵越來越硬，越來越冰冷，畢竟低溫的固體比高溫的液體在音頻傳遞要敏感一些[註7]。當然再加上身體的其他重要的器官都需要血氧運行，在這麼多的分配爭奪中，耳廓只能是排在很後面的小器官，註定得長期處在臉部最缺

氧的狀況囉。

一旦有提供血氧的物質進入到身體後，透過血液的運輸原則首先供給頭部為先，也就由於血氧濃度梯度的差異因素，使得原本從外表可看見普遍最缺氧的耳廓細胞的血氧梯度差異最大 因此這器官所能獲得到的血氧也就相對最多也最集中，而使得大多數人耳廓血液變得像談戀愛初期那般紅潤現象。而充分的血氧供給耳廓細胞後將進行大量的有氧呼吸代謝，啟動粒線體的運作燃燒掉原先堆積的葡萄糖，並形成 19 倍以上的 ATP 能量，也因此造成明顯的短期間發熱感覺。當然這樣的變化只是我們眼睛所看到的部份，在耳朵內部及其他慢性缺氧細胞裡也一樣會有類似的變化及改善。

■ ■ ■ 為什麼在接受給氧營養物後有些人的腸胃會有灼熱感或悶脹感？

簡單的說由於腸胃道內膜細胞長期處於缺氧狀態，當大量接觸到給氧的營養物質，快速從無氧代謝轉換成有氧代謝產生 19 倍的能量，因而可能發生明顯的灼熱感。

有些人在飲食過後經常容易發生胃脹、腹瀉、胃食道逆流等等現象，甚至即使經常的大吃大喝之後，除了鮪魚肚以外其他的身材一樣瘦弱沒變…，等等的跡象已說明了他的腸胃細胞處於長期慢性缺氧狀態。而在腸胃道細胞中又以站在第一

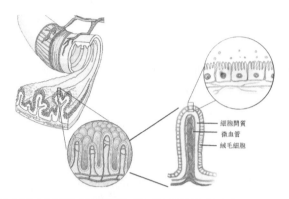

細胞間質
微血管
絨毛細胞

圖 130 腸胃道內膜細胞本身就先將這些有氧代謝的營養物質運用來進行有氧代謝轉換。有些比較缺氧的細胞能量梯度的差異相當大,因此當它們啟動粒線體的運作燃燒掉原先堆積的葡萄糖,並獲得到 19 倍以上的 ATP 能量狀態時,也同時會造成明顯的短暫灼熱感覺,腸胃嚴重缺氧的人甚至會因此感到脹痛的不快感。

線作戰的腸胃道內膜細胞,距離血氧的供應最遠,耗用的能量最大,當然也最容易發生缺氧情況。

因此當提供有氧代謝的營養物質進入到腸胃道被吸收進入內膜細胞之後,內膜細胞本身就先將這些物質運用來進行有氧代謝轉換。有些比較缺氧的細胞能量梯度的差異相當大,因此當它們啟動粒線體的運作燃燒掉原先堆積的葡萄糖,並獲得到 19 倍以上的 ATP 能量狀態時,也同時會造成明顯的短暫灼熱感覺,腸胃嚴重缺氧的人甚至會因此感到脹痛的不快感,不過當這些細胞經果幾次的『復氧』修復之後,這些現象將不復發生。另外也是藉由腸胃道內膜細胞恢復有氧的能量供應後,才得以使這些細胞的功能快速回復正常,將這些營養物質利用主動及被動運輸方式,快速的吸收並傳送到循

環系統中。

■ ■ ■ 當血脂過高及肥胖族群補充給氧營養物後的反應為何？

血脂過高及肥胖症的主要原因是脂肪細胞長期缺氧所導致，因為大量進食而使能量過剩時，直接造成脂肪細胞體積脹大而導致局部慢性缺氧，但是卻因此釋出大量發炎因子而使脂肪細胞的胰島素受體遭到破壞，使得血糖及游離脂肪酸難以進入細胞儲存，因而升高血液中的血脂濃度。

因此當提供有氧代謝的營養物質進入到脂肪細胞之後，由於脂肪細胞區域呈現較大的血氧梯度，因此缺氧的脂肪細胞，尤其是皮下的脂肪層細胞將可以很快的利用這些物質進行有氧代謝轉換。而當它們啟動粒線體的運作，燃燒掉原先堆積的葡萄糖及之後轉換所儲存的三甘酸油脂成乙醯輔酶 A 之後，將可獲得 2 到 19 倍左右的 ATP 能量狀態時，但也同時將會造成這些部位（包括四肢的皮下脂肪層）將會有明顯的短暫發熱、刺癢及泛紅的感覺。當然在持續一陣的補充有氧配方之後，這些發熱現象將漸漸的不復出現，同時這些使用者的血液中游離脂肪酸及低密度膽固醇將獲得明顯的改善。

■ ■ ■ 當粉刺痤瘡及多囊性卵巢症候群補充給氧營養物後的反應為何？

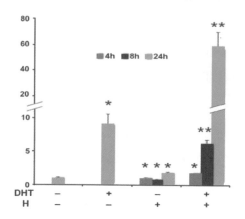

圖 131 由於卵泡的不成熟使得卵巢沒法將睪丸酮轉化成雌激素，因而使體內的雄性激素激增。雄性激素是誘發腎上腺素的重要因子，因而造成皮下毛囊的血管收縮，但再加上該部位因為缺氧而釋出大量的油脂，因此很容易就堵塞毛孔形成細微粉刺。

面皰和多囊性卵巢症的根源問題是皮下脂肪細胞在慢性缺氧狀況下，引發的高血脂堵塞皮脂腺所造成的慢性發炎。

透過脂肪細胞的脹大所產生的慢性缺氧，誘發金屬基質消化蛋白酶 MMP 生成，之後再藉由 MMP 活化一種叫骨橋蛋白（osteopontin）的酵素，而促進芳香環轉化酶製造雌激素。也由於這種不正常濃度的雌激素的訊息回饋傳遞到大腦下視丘之後，因而減少了卵泡刺激素（FSH）的分泌，從而使卵巢中的卵泡無法成熟排出，不成熟卵泡隨著時間的累積漸漸就發生多囊性卵巢症候的現象[註8]。由於卵泡的不成熟使得卵巢沒法將睪丸酮轉化成雌激素，因而使體內的雄性激素激增。

雄性激素是誘發腎上腺素的重要因子，因而造成皮下毛囊的血管收縮，但再加上該部位因爲缺氧而釋出大量的油脂，因此很容易就堵塞毛孔形成細微粉刺[註9]。當然隨後的細菌感染和發炎長濃的滿臉痘花情況也就很難避免了！

因此當提供有氧代謝的營養物質進入到皮下脂肪細胞的初期，由於這些人的皮下脂肪細胞群呈現較大的血氧梯度，因此缺氧的脂肪細胞可以很快的利用這些物質進行有氧代謝轉換。而當它們啓動粒線體的運作，燃燒掉原先堆積的葡萄糖及之後轉換所儲存的三甘酸油脂成乙醯輔酶 A 之後，將可獲得 2 到 19 倍左右的大量 ATP 能量時，也同時會造成這臉部、手、腳、甚至腹部區域可能有明顯的短暫發熱、刺癢及泛紅的感覺。當然在持續的補充有氧配方之後，這些發熱紅潤現象將漸漸的不復出現，同時這些使用者的血液中游離脂肪酸及低密度膽固醇將獲得明顯的改善，最重要的痘痘的數量也將很快的減少囉。

■ ■ ■ 當血壓不穩及高血壓族群補充給氧營養物後的反應爲何？

高血壓的根源問題是因爲血氧的壓力不足，導致全身性的細胞呈現慢性缺氧情況，並因爲血流不足刺激腎絲球旁器而大量釋放腎上腺素，活化下游的血管收縮素，而後導致全身性的血管收縮並產生高血壓情況。

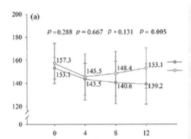

圖 132 在有氧代謝的營養物質介入之後，血壓在初期也會因為體內血液的快速流動，而造成不穩定的現象，嚴重一點的人可能血壓會偏高 10% 左右，這是因為心臟的力量加強所產生的正性反應。在持續的補充有氧配方之後，這些發熱紅潤現象將漸漸的不復出現，同時這些使用者的血壓也將因此得到平穩的控制，尤其是很多人多年使用的降血壓藥物都將可以因此減量甚到最低的情況。

因此當提供有氧代謝的營養物質進入到全身細胞的初期，由於並沒有明顯的器官或組織是嚴重缺乏能量的標的，因此就會先從頭部順著血液的運行往下肢供給細胞。缺氧的細胞可以很快的利用這些物質進行有氧代謝轉換。而當它們啟動粒線體的運作，燃燒掉原先堆積的葡萄糖之後，將可獲得 2 到 19 倍左右的大量 ATP 能量時，也同時會造成從臉部、手部、腳部、甚至腹部區域可能有明顯的短暫發熱及泛紅的現象，而血壓在初期也會因為體內血液的快速流動，而造成不穩定的現象，嚴重一點的人可能血壓會偏高 10% 左右，這是因為心臟的力量加強所產生的正性反應。在持續的補充有氧配方之後，這些發熱紅潤現象將漸漸的不復出現，同時這些使用者的血壓也將因此得到平穩的控制，尤其是很多人多年使用的降血壓藥物都將可以因此減量甚到最低的情況[註 10]。

■ ■ ■ 當血糖過高及糖尿病族群補充給氧營養物後的反應為何？

血糖過高及第二型糖尿病問題的主因是身體大多數細胞的胰島素受體遭受破壞，而使胰島素無法將血糖帶進細胞產生血

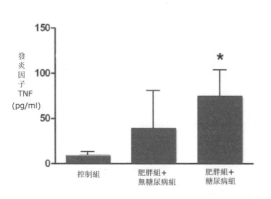

圖 133 糖尿病細胞所儲存的葡萄糖並非足夠，因此雖然有較大的血氧梯度，但是卻沒有多餘的能量可以迅速產生發熱及紅潤反應，僅有的大概只有在非常缺氧的手、腳末梢，或者眼底等等極度缺氧的部位才可能有短暫的一點刺癢感覺罷了。隨著在持續的補充有氧配方時，細胞的胰島素受體將能漸漸修復，同時這些使用者血液中血糖、糖化血色素、游離脂肪酸及低密度膽固醇的水平將獲得明顯的改善，最重要的皮膚的觸感也將漸漸恢復有感。

糖在血液中的濃度過高的一種症狀。而胰島素受體被破壞的主要因素則是因為細胞長期缺氧引發細胞慢性發炎反應，而發炎因子 TNF-α 將會抑制並破壞胰島素受體，造成胰島素抗性發生問題而衍發糖尿病。像這類胰島素受體被破壞的情況，在肥胖人群的脂肪細胞部位尤其嚴重，一旦發生，除了血糖升高之外，同時還會有高血脂的嚴重問題[註11]。

因此當提供有氧代謝的營養物質進入到糖尿病所造成的缺氧細胞之後，由於表面胰島素受體被破壞之故，所以這些細胞所儲存的葡萄糖並非足夠，因此雖然有較大的血氧梯度，可以很快的利用這些物質進行有氧代謝轉換以獲得足量的 ATP 能量，但是卻沒有多餘的能量可以迅速產生發熱及紅潤反應，僅有的大概只有在非常缺氧的手、腳末梢，或者眼底等等極度缺氧的部位才可能有短暫的一點刺癢感覺罷了。隨著在持續的補充有氧配方時，細胞的胰島素受體將能漸漸修復，同時這些使用者血液中血糖、糖化血色素、游離脂肪酸及低密度膽固醇的水平將獲得明顯的改善，最重要的皮膚的觸感也將漸漸恢復有感。

■ ■ ■ 當復健及中風後族群補充給氧營養物後的反應為何？

造成中風的主要因素雖然是較大及堅實的游離血栓所造成的腦血管梗塞，但是真正的傷害卻是急性缺氧所造成腦神經細

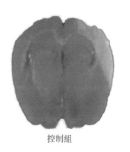 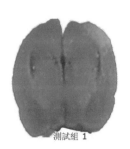 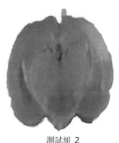

控制組　　　　　　測試組 1　　　　　　測試組 2

圖 134 沿著這些月影區域血管周圍神經細胞再啟動粒線體的運作時，燃燒掉原先堆積的葡萄糖，並獲得到 2 到 19 倍左右的大量 ATP 能量狀態時，同時也會造成明顯的短暫發熱及泛紅的感覺。

胞的凋萎以及後續的功能缺陷問題。由於急性的無氧使梗塞區內的神經細胞頓時因為沒有能量而死亡，但是距離梗塞區較遠一點的周邊缺氧細胞，則可能因為急性的缺氧而產生大量的發炎因子，以及當復氧之後所產生大量的自由基傷害神經細胞，還有之後形成的慢性缺氧所引發的神經凋亡反應，將產生所謂的中風月影效應（stroke penumbra）而造成更大的傷害[註12]。

當這些族群在補充給氧營養配方的初期時，首先會在他們頸部或頭部任何一區的皮膚部位出現發熱及紅潤的現象，這是因為從中風周邊區的大腦神經，已經從原本缺氧呼吸代謝狀態被給氧營養配方的血氧供給後 轉變成有氧呼吸代謝狀態，因此沿著這些血管內部的神經細胞再啟動粒線體的運作時，燃燒掉原先堆積的葡萄糖，並獲得到 2 到 19 倍左右的大量 ATP 能量狀態時，同時也會造成明顯的短暫發熱及泛紅的感覺。

由於神經的樹突是可以分枝生長並和其他細胞的樹突交聯，因此一旦長期補充給氧的營養配方之後，原本被缺氧活化的細胞基因靜止因子 HDAC，將因轉變成有氧代謝而讓 HDAC 被

抑制住，而能使神經樹突及軸突生長或分枝，造成真正的神經功能修護[註13]。在持續配合復健的刺激之後，使用者原本的動作、語言等等的恢復能力將明顯的增強。

■ ■ ■ 當攝護腺腫大及排尿困難族群補充給氧營養物後的反應為何？

男性攝護腺腫大（肥大）的根本原因是因為該腺體長期缺氧所引發的長期慢性發炎腫脹，還有長期缺氧所誘發金屬基質消化蛋白酶 MMP 的破壞腺體細胞間的交聯，以及和纖維母細胞的修補包覆交替產生而成[註14]。當攝護腺肥大到一定體積和重量之後，當膀胱有些許尿液就會觸發在前列腺下方控制排尿的括約肌造成尿意，但卻又因為本身肥大因素造成尿道阻塞，因此形成多尿意以及排尿困難的情況。

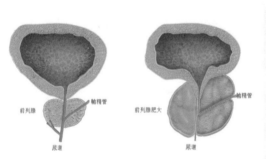

前列腺　　軸精管

尿道

前列腺肥大　　軸精管

尿道

圖 135 透過給氧營養配方的供給使攝護腺原本處在缺氧呼吸代謝狀態的關節細胞轉變成有氧呼吸代謝狀態，而能獲得充分的能量供應之後，這些攝護腺細胞的慢性發炎現象將很快的停止，並將原本過多的細胞間液迅速排除，而使得原本腺體脹大的尿道壓迫現象解除。

當這些攝護腺肥大或排尿困難的族群在補充給氧營養配方的初期時，小部分人會在他們的臉部嘴唇周邊的皮膚產生發熱

及紅潤現象。接著在幾天之內這些族群的排尿頻率將明顯的減少以及每次排尿量也會變得多一些。當透過給氧營養配方的供給使攝護腺原本處在缺氧呼吸代謝狀態的關節細胞轉變成有氧呼吸代謝狀態，而能獲得充分的能量供應之後，這些攝護腺細胞的慢性發炎現象將很快的停止，並將原本過多的細胞間液迅速排除，而使得原本腺體脹大的尿道壓迫現象解除。

■ ■ ■ 當腎臟損傷及洗腎族群補充給氧營養物後的反應為何？

造成腎臟損傷甚至之後洗腎問題的根本原因，是腎臟慢性缺氧所引發的慢性衰竭過程。起源於長期供給腎臟的血壓不足

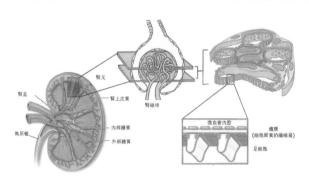

圖 136 在補充給氧營養配方初期，大部分人因腎病引發的心臟無力感、喘息

或皮膚暗沉現象將很快獲得改善，開始時會在他們的臉部下巴及臉側邊的皮膚產生發熱及紅潤現象。之後這些族群的血壓將明顯的接近穩定，同時洗腎前後的血壓差異也將縮小。持續補充這類給氧營養配方的，肌酸及 BUN 等等現有醫檢指標也將調整趨向良好情況。

之後，導致包覆腎絲球血管的濾膜會因無法滲透交換血液中的血氧而產生慢性發炎，並釋出金屬基質消化蛋白酶 MMP 破壞濾膜層等等動作以獲取血氧。因此初期尿液中會溢出大量的蛋白、肌酸等物質，之後再因為纖維母細胞的活化分泌而造成腎絲球功能喪失[註15]。當這類族群進行長期洗腎情況後，因體液的透析動作除了造成血壓很不穩定現象之外，還因此加速心臟衰竭及動脈硬化。

當這些腎臟損傷或洗腎的族群在補充特殊給氧營養配方的初期時，大部分人長期心臟衰竭所所表現的無力感、喘息或皮膚暗沉現象將很快獲得改善，有時會在他們的臉部下巴及臉側邊的皮膚產生發熱及紅潤現象。接著在幾天之內這些族群的血壓將明顯的接近正常值，同時洗腎前後的血壓差異也將縮小。當持續透過這類給氧營養配方的補充之後，肌酸及 BUN 等等現有醫檢指標也將調整趨向良好情況。

■ ■ ■ 當冠狀動脈支架手術及狹心症族群補充給氧營養物後的反應為何？

狹心症的根源問題是使心臟處於長期慢性缺氧的工作狀態，由於供給心臟血氧的冠狀動脈循環系統因為動脈粥狀的油瘢沉積或梗塞等原因而造成心肌細胞的供氧減少，因而使心臟的功能漸漸退化，而導致全身性的慢性缺氧。支架手術雖然短暫地撐開大血管的血流，但是絕大多數的支架手術只能進

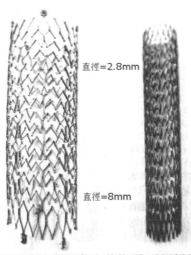

直徑=2.8mm

直徑=8mm

圖137 在補充特殊給氧營養配方的初期時，大部分人長期心臟無力所產生的胸口悶痛、呼吸困難及行動無力感、喘息或皮膚及嘴唇暗沉現象將很快獲得改善，有時也會在他們的臉部鼻樑上的皮膚產生發熱及紅潤現象。接著在幾天之內這些族群的心跳過速的頻率將明顯的降低一些，同時血壓的不穩定及過高或過低現象也將趨穩。持續補充之後，造成血栓的纖維蛋白原 (Fibronogen) 將明顯減少，以及心臟射血指數也將有力的提高。

行到平均直徑 2.42 mm 左右的血管，但是我們的小血管或微血管直徑卻僅有 5 到 10um，大小就已差距了 250 倍以上，因此雖然大血管管徑有些微加大，但下游梗塞的情況只會更加嚴重[註16]。

當這些做過冠狀動脈支架手術及狹心症的族群在補充特殊給氧營養配方的初期時，大部分人長期心臟衰竭所產生的胸口悶痛、呼吸困難及行動無力感、喘息或皮膚及嘴唇暗沉現象將很快獲得改善，有時也會在他們的臉部鼻樑上的皮膚產生發熱及紅潤現象。接著在幾天之內這些族群的心跳過速的頻率將明顯的降低一些，同時血壓的不穩定及過高或過低現象

也將趨穩。當持續透過這類給氧營養配方的補充之後，造成血栓的纖維蛋白原（Fibronogen）將明顯減少，以及心臟射血指數（Ejection Fraction）也將有力的提高。

■ ■ ■ 當無力喘息及心臟衰竭族群補充給氧營養物後的反應為何？

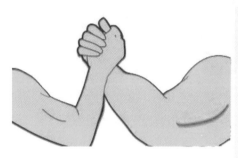

圖 138　長期的胸口悶痛、呼吸困難及行動無力感、行動喘息或皮膚粗造及嘴唇暗沉等等現象將很快獲得改善，原本走路、運動或爬樓梯會喘息的情況，將可以馬上感受到有力量得多。

心臟衰竭或心臟無力的根源問題是因為心臟處於長期慢性缺氧的工作狀態。由於長期供應心臟的血氧減少，使心肌細胞進入缺氧呼吸代謝，大量減少了細胞的能量產出，因而使心肌細胞的收縮能力降低，擴大形成使心臟的收縮力減弱，造成心臟的出血量漸少，而使身體進入越來越缺氧，以及越來越多身體代償現象（高血壓、高血脂、高心跳⋯⋯）的根本性惡性循環中[註17]。

當這些心臟衰竭或心臟無力的族群在補充特殊給氧營養配方

的初期時，大部分人長期的胸口悶痛、呼吸困難及行動無力感、行動喘息或皮膚粗造及嘴唇暗沉等等現象將很快獲得改善，原本走路、運動或爬樓梯會喘息的情況，將可以馬上感受到有力量得多。有些人兩眼間的鼻樑上皮膚會產生發熱及紅潤現象。接著在幾天之內這些族群的心跳過速的頻率將明顯的降低一些，同時血壓的不穩定及過高或過低現象也將趨穩。當持續透過這類給氧營養配方的補充之後，造成血栓的纖維蛋白原 (Fibronogen) 將明顯減少，以及心臟射血指數 (Ejection Fraction) 也將有力的提高。

■ ■ ■ 當記憶退化及失智症族群補充給氧營養物後的反應為何？

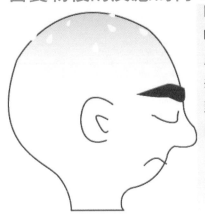

圖 139　在補充給氧營養配方的初期時，首先會在他們臉部的上額頭皮膚部位出現發熱及紅潤的現象，神經缺氧更嚴重一點的人，常容易在頭皮的上方也出現發熱及刺癢甚至冒汗的情況。

記憶退化或失智症的主要原因，是因為海馬迴部位的神經細胞在長期慢性缺氧狀態下所衍發的各類神經細胞病變，嚴重一點的包括大腦中產生澱粉質瘢塊，以及海馬迴上方的神經

纖維產生糾結纏繞問題，但是這已經是到了神經退化的後期病變，以目前的醫學技術還沒有任何辦法可以還原轉好。但是這類的疾病在神經還沒凋萎的初期時還是可以透過長期補充給氧營養物，幫助海馬迴神經元細胞以及它的神經膠質細胞回復到有氧呼吸代謝的狀態。

當這些族群在補充給氧營養配方的初期時，首先會在他們臉部的上額頭皮膚部位出現發熱及紅潤的現象，這是因為由大腦裡分枝出到眼底再穿過到達額頭上方的一對叫『眶上動脈』的覆蓋區域，已經從原本缺氧呼吸代謝狀態被給氧營養配方的血氧供給後，轉變成有氧呼吸代謝狀態，因此沿著這些血管內部的神經細胞再啟動粒線體的運作，燃燒掉原先堆積的葡萄糖，並獲得到 2 到 19 倍左右的 ATP 能量狀態時，也將同時會造成明顯的短暫發熱及泛紅的感覺。

有些大腦神經缺氧更嚴重一點的人，常容易在頭皮的上方也出現發熱及刺癢甚至冒汗的情況，這是因為大腦裡面的神經細胞普遍都在中度缺氧的情況，一旦開始補充給氧的營養配方之後，營養物質被大腦神經膠質細胞吸收並進行有氧呼吸代謝，由於這些比較缺氧的腦神經細胞能量梯度的差異很大，因此當它們啟動粒線體的運作燃燒掉原先堆積的葡萄糖，可獲得到最多高達 19 倍左右的 ATP 能量補充，也因此延伸到頭皮的血管末梢造成明顯的短暫發熱及刺癢感覺。但在持續

一陣子的補充之後，上面的這些現象將不復出現，同時這些使用者的記憶力及空間感將獲得明顯的改善。

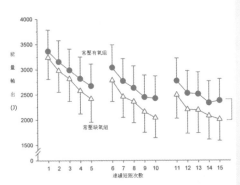

圖140 大部分選手會感受他們的大小腿內側邊及背部肌肉周圍的皮膚產生發熱及紅潤現象，因為這些部位的血氧梯度對自行車選手最大也最容易缺氧。透過給氧營養配方的供給可以使原本處在缺氧呼吸代謝狀態的肌肉細胞轉變成有氧呼吸代謝狀態，體力嚴重透支的選手甚至會發生刺麻的血管通暢感覺。在持續一段時間的供氧補充之後，自行車運動者的體力獲得有效的提升，最重要的心跳速度也能明顯的緩和，肌耐力增加及乳酸值減少等都能漸漸表現。

■ ■ ■ 當專業自行車運動選手補充給氧營養物後的反應為何？

專業自行車運動所遭遇的最大問題就是不論你使用渾身的技巧和多昂貴的車體，但是在耐力及用力騎乘的期間，身體漸漸會從有氧呼吸代謝的高能量情況轉變成無氧呼吸代謝的狀態，這使得能量迅速低落，而使肌肉產生疲累、發炎等等現象，更重要的是其他賽者就從你身旁呼嘯地領先過你囉[註18]！

當專業自行車運動選手在補充給氧營養配方的初期時，大部分會直接在他們的大小腿內側邊及背部肌肉周圍的皮膚產生

發熱及紅潤現象，因爲這些部位的血氧梯度對自行車選手最大也最容易缺氧。透過給氧營養配方的供給可以使原本處在缺氧呼吸代謝狀態的肌肉細胞轉變成有氧呼吸代謝狀態，當這些細胞啓動粒線體的運作之後，燃燒掉原先堆積的葡萄糖，並獲得到 2 到 19 倍不等的 ATP 能量狀態時，也將同時造成明顯短暫的發熱及泛紅的現象，體力嚴重透支的選手甚至會發生刺麻的血管通暢感覺。在持續一段時間的供氧補充之後，自行車運動者的體力獲得有效的提升，最重要的心跳速度也能明顯的緩和，肌耐力增加及乳酸值減少等都能漸漸表現。

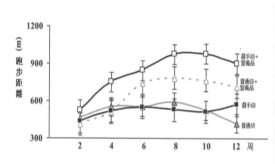

圖 141　選手們會直接在他們的大小腿內側邊及背部肌肉周圍的皮膚產生發熱及紅潤現象，體力嚴重透支的選手甚至會發生刺麻的血管通暢感覺。

在持續一段時間的供氧補充之後，運動選手的體力都可獲得有效的提升，最重要的心跳速度能呈現明顯緩和，最大攝氧量（VO2max）也呈現增大的現象，肌耐力增加及乳酸值減少等都能漸漸表現出來，此外運動的速度和所挑戰的最大距離都能很快的打破自己以往的紀錄。

■ ■ ■ 當馬拉松及健跑運動選手補充給氧營養物後的反應為何？

專業馬拉松及健跑運動所遭遇的最大問題就是在耐力跑步及用力運動的期間，雖然都在規律的調息呼吸，但身體漸漸卻

從有氧呼吸代謝的高能量情況轉變成無氧呼吸代謝的狀態，這使得體能迅速降低，使肌肉產生疲累、無力、發炎等等現象，更重要的是常常只能拍著手看著別人領完獎牌[註 19]！

當專業馬拉松及健跑運動選手在補充給氧營養配方的初期時，大部分會直接在他們的大小腿內側邊及背部肌肉周圍的皮膚產生發熱及紅潤現象，因為這些部位的血氧梯度對馬拉松及健跑運動選手最大也最容易缺氧。透過給氧營養配方的供給可以使原本處在缺氧呼吸代謝狀態的肌肉細胞轉變成有氧呼吸代謝狀態，當這些細胞啟動粒線體的運作之後，燃燒掉原先堆積的肝糖，並獲得到 2 到 19 倍不等的 ATP 能量狀態時，也因此造成明顯短暫的發熱及泛紅的現象，體力嚴重透支的選手甚至會發生刺麻的血管通暢感覺。在持續一段時間的供氧補充之後，運動選手的體力都可獲得有效的提升，最重要的心跳速度能呈現明顯緩和，最大攝氧量（VO2max）也呈現增大的現象，肌耐力增加及乳酸值減少等都能漸漸表現出來，此外運動的速度和所挑戰的最大距離都能很快的打破自己以往的紀錄。

■ ■ ■ 當三鐵及游泳運動選手補充給氧營養物後的反應為何？

專業三鐵及游泳運動所遭遇的最大問題就是在耐力游泳跑步的用力運動期間，雖然都能規律的調息呼吸以追求速度和距

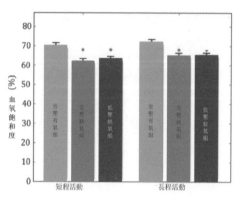

圖142 在補充給氧營養配方初期,在他們的手臂後側、大小腿內側邊及背部肌肉周圍的皮膚產生發熱及紅潤現象,因為這些部位的血氧梯度對這些運動選手是最大也最容易缺氧。透過給氧供給可以使原本處在缺氧呼吸代謝狀態的肌肉細胞轉變成有氧呼吸代謝狀態,燃燒掉原先堆積的肝糖,並獲得到 2 到 19 倍不等的 ATP 能量狀態時,體力嚴重透支的選手甚至會發生刺麻的血管通暢感覺。

離,但身體漸漸卻從有氧呼吸代謝的高能量情況轉變成無氧呼吸代謝的狀態,這使得體能迅速降低,使肌肉產生疲累、無力、發炎等等現象,更重要的是常常只能拍著手看著別人領完獎牌[註20]!

當專業游泳及三鐵運動選手在補充給氧營養配方的初期時,大部分會直接在他們的手臂後側、大小腿內側邊及背部肌肉周圍的皮膚產生發熱及紅潤現象,因為這些部位的血氧梯度對游泳及三鐵運動選手是最大也最容易缺氧的地方。透過給氧營養配方的供給可以使原本處在缺氧呼吸代謝狀態的肌肉細胞轉變成有氧呼吸代謝狀態,當這些細胞啟動粒線體的運作之後,燃燒掉原先堆積的肝糖,並獲得到 2 到 19 倍不等的 ATP 能量狀態時,也因此造成明顯短暫的發熱及泛紅的現

象，體力嚴重透支的選手甚至會發生刺麻的血管通暢感覺。在持續一段時間的供氧補充之後，運動選手的體力及耐力都可獲得有效的提升，最重要的心跳速度能呈現明顯緩和，最大攝氧量（VO2max）也呈現增大的現象，肌耐力增加及乳酸值減少等都能漸漸顯現出來，最重要的是運動的速度和距離可以明確地打破以往自己的紀錄。

■ ■ ■ 當專業高原登山隊補充給氧營養物後的反應為何？

專業高山運動所遭遇到的最大問題就是在空氣稀薄的高山上挑戰氣候和體力及耐力，雖然大多數的專業登山者都設法調節呼吸以適應高山缺氧問題，但身體卻很吃力的從有氧呼吸代謝的高能量情況轉變成無氧呼吸代謝的狀態，這使得體能迅速降低，除了使肌肉產生疲累、無力、發炎等等現象，大腦因為缺氧發生腦水腫等功能衰退，以及肺部常因急性缺氧發生肺水腫和肺發炎之外，更重要的是很難再有多餘的能量應付驟降的低溫[註21]！

當專業高山登山運動者在補充給氧營養配方的初期時，大部分會直接在他們的臉部耳朵、頸部背側、肺部胸口、及四肢內側邊及背部肌肉周圍的皮膚產生發熱及紅潤現象，因為這些部位的血氧梯度對高山登山者是最大也最容易缺氧的地方。透過給氧營養配方的供給可以使原本處在缺氧呼吸代謝

狀態的肌肉細胞轉變成有氧呼吸代謝狀態，當這些細胞啓動粒線體的運作之後，燃燒掉原先堆積的葡萄糖，並獲得到 2 到 19 倍不等的 ATP 能量狀態時，也因此造成明顯短暫的發熱及泛紅的現象，體力嚴重透支或有輕微高山症狀的登山者甚至會發生刺麻的血管通暢感覺。在持續一段時間的供氧補充之後，登山者的體力及耐力都可獲得有效的提升，最重要的心跳速度及呼吸頻率都能呈現明顯緩和狀況，暈眩或嘔吐感的現象也大幅減少，肌耐力增加及乳酸值減少等現象都能漸漸顯現出來，最重要的是軀體及四肢末梢比較能適應冷冽的氣候一些。

■ ■ ■ 當性冷感及性功能障礙族群補充給氧營養物後的反應為何？

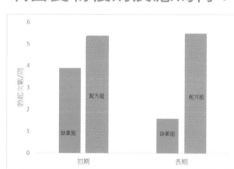

圖 143　當這些性冷感及性功能障礙的族群在補充給氧營養配方的初期時，大部分會直接在他們的額頭及頸部側邊周圍以及上唇人中部位的皮膚產生發熱及紅潤現象，因為這區域的血氧供應和大腦內部的細胞區息息相關。在持續一段時間對中腦黑質細胞及腎上腺網狀帶的補充供氧之後，性慾低下及性功能障礙與持續時間過短的現象將漸漸獲得明顯改善。

性冷感及性功能障礙的根本問題是因爲生產睪丸酮的關鍵酵

素 17β–HSD 在缺氧狀態下失去活性，因而減少了睪丸酮的分泌而減低性慾。另外大腦中的黑質細胞也在慢性缺氧的狀態下，減少了酪氨酸羥化酶將酪胺酸轉化成多巴胺的功能，因而使多巴胺的分泌低落，致使情愛與性愛慾望低下以及勃起功能發生障礙[註22]。

當這些性冷感及性功能障礙的族群在補充給氧營養配方的初期時，大部分會直接在他們的額頭及頸部側邊周圍以及上唇人中部位的皮膚產生發熱及紅潤現象，因為這區域的血氧供應和大腦內部的細胞區息息相關。透過給氧營養配方的供給可以使原本處在缺氧呼吸代謝狀態的黑質細胞轉變成有氧呼吸代謝狀態，當這些細胞啟動粒線體的運作之後，燃燒掉原先堆積的葡萄糖，並獲得到 2 到 19 倍不等的 ATP 能量狀態時，也將同時造成明顯短暫的發熱及泛紅的感覺。在持續一段時間對中腦黑質細胞及腎上腺網狀帶的補充供氧之後，性慾低下及性功能障礙與持續時間過短的現象將漸漸獲得明顯改善。

■ ■ ■ 當行動遲緩及巴金森氏症族群補充給氧營養物後的反應為何？

行動遲緩及巴金森氏症的根本問題是因為大腦中的黑質細胞在慢性缺氧狀態下，減少了酪氨酸羥化酶將酪胺酸轉化成多巴胺的功能，而導致在初期大腦的動作傳遞指令降低，而使

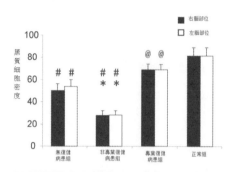

圖 144 在補充給氧營養配方的初期時，大部分會直接在他們的額頭及頸部側邊周圍的皮膚產生發熱及紅潤現象，嚴重一些的人也會在頭頂出現刺癢或流汗的感覺，畢竟這區域的血氧供應和大腦內部的細胞區息息相關。在持續一段時間對中腦黑質細胞的補充供氧之後，憂鬱及煩躁的現象將漸漸獲得明顯改善，同時原本肢體顫抖的動作以及行動僵化的不便現象都有轉好的趨勢。

動作遲緩僵硬。同時長期慢性的缺氧也使大腦的黑質細胞產生慢性發炎，並增加金屬基質消化蛋白酶 MMP 釋放，因而造成神經突觸外面的破壞，這促使星狀細胞大量分泌纖維類蛋白再次包覆，在反覆的發炎、破損、包覆之後，黑質神經將因此漸漸凋萎死亡[註23]。

當這些行動遲緩及巴金森氏症的族群在補充給氧營養配方的初期時，大部分會直接在他們的額頭及頸部側邊周圍的皮膚產生發熱及紅潤現象，嚴重一些的人也會在頭頂出現刺癢或流汗的感覺，畢竟這區域的血氧供應和大腦內部的細胞區息息相關。透過給氧營養配方的供給可以使原本處在缺氧呼吸代謝狀態的黑質細胞轉變成有氧呼吸代謝狀態，當這些細胞啟動粒線體的運作之後，燃燒掉原先堆積的葡萄糖，並獲得到 2 到 19 倍不等的 ATP 能量狀態時，也將同時造成明顯短暫的發熱及泛紅的感覺。在持續一段時間對中腦黑質細胞的

補充供氧之後，憂鬱及煩躁的現象將漸漸獲得明顯改善，同時原本肢體顫抖的動作以及行動僵化的不便現象都有轉好的趨勢。

布里斯托　糞便形狀分類

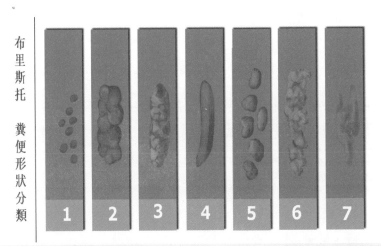

圖 145 在補充給氧營養配方的初期時，大部分會直接在他們的臉頰周邊皮膚產生發熱及紅潤現象，有些人也會出現腹部腸道刺癢的反應。持續一段時間對腸道細胞的補充供氧之後，便祕的頻率明顯減少以及腹脹痛的現象將漸漸獲得明顯改善，包括在糞便的氣味及形狀也將朝向較正常的排泄狀態。

■ ■ ■ 當便秘及消化不良族群補充給氧營養物後的反應為何？

便祕及消化不良的根本問題是因為大小腸道細胞長期處於過度慢性缺氧的情況所造成的。由於腸道的平滑肌細胞缺乏能量進行收縮蠕動，因而造成排泄物堆積以及水分被迅速吸收。另外腸道內膜細胞的慢性缺氧，大量的氫酸離子溢出到細胞

外的腸黏膜組織，降低原有腸道的酸鹼值產生酸化的現象。使原有小腸大腸中的細菌群大幅減少，並偏向產出乙酸及硫化物而減少甲烷產出的菌種，這使得糞便的黏度增加而減少腸道的蠕動刺激[註24]。

當這些便祕及消化不良族群在補充給氧營養配方的初期時，大部分會直接在他們的臉頰周邊皮膚產生發熱及紅潤現象，有些人也會出現腹部腸道刺癢的反應。透過給氧營養配方的供給可以使原本處在缺氧呼吸代謝狀態的腸道細胞轉變成有氧呼吸代謝狀態，當這些細胞啟動粒線體的運作之後，燃燒掉原先堆積的葡萄糖，並獲得到 2 到 19 倍不等的 ATP 能量狀態時，將刺激平滑肌細胞收縮以及腸胃道蠕動。同時在持續一段時間對腸道細胞的補充供氧之後，便祕的頻率明顯減少以及腹脹痛的現象將漸漸獲得明顯改善，包括在糞便的氣味及形狀也將朝向較正常的排泄狀態。

■ ■ ■ 當視力衰退及黃斑部病變族群補充給氧營養物後的反應為何？

視力衰退及黃斑部病變的基礎問題是因為眼球底部的視網膜長期缺氧的環境所造成。不論是因為身體對該視網膜部位的血氧供給不足所發生的缺氧，或者因為過度使用眼睛而發生血氧不足的缺氧，除了直接的啟動發炎之外，還會誘發金屬基質消化蛋白酶 MMP 因缺氧而活化，破壞視網膜上面原本交

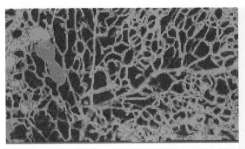

圖 146　黃斑部病變族群在補充給氧營養配方的初期時，大部分會直接在他們的額頭周邊皮膚產生發熱及紅潤現象，有些人也會出現眼睛刺癢或短暫視暈的感覺，畢竟這區域的血氧供應是從眼部的血管延伸進來的。在持續一段時間對眼睛視網膜細胞的補充供氧之後，眼力退化的現象及視覺黑點的範圍將漸漸獲得明顯改善，包括在持續使用眼睛之後也較不容易發生疲勞的痠痛現象。

聯的錐狀神經排列位置，加上血管增生因子 VEGF 及 FGF 等的大量釋出，形成像血管瘤一樣的突起打亂光線偵測組合，而嚴重破壞視力[註25]。

當這些視力衰退及黃斑部病變族群在補充給氧營養配方的初期時，大部分會直接在他們的額頭周邊皮膚產生發熱及紅潤現象，有些人也會出現眼睛刺癢或短暫視暈的感覺，畢竟這區域的血氧供應是從眼部的血管延伸進來的。透過給氧營養配方的供給可以使原本處在缺氧呼吸代謝狀態的視網膜基底細胞轉變成有氧呼吸代謝狀態，當這些細胞啟動粒線體的運作之後，燃燒掉原先堆積的葡萄糖，並獲得到 2 到 19 倍不等的 ATP 能量狀態時，也將同時造成明顯短暫的發熱及泛紅的感覺。在持續一段時間對眼睛視網膜細胞的補充供氧之後，眼力退化的現象及視覺黑點的範圍將漸漸獲得明顯改善，包

括在持續使用眼睛之後也較不容易發生疲勞的痠痛現象。

■ ■ ■ 當過敏氣喘及抽菸咳嗽族群補充給氧營養物後的反應為何？

支氣管過敏所產生的氣喘咳嗽等問題最主要的原因，是氣管內膜細胞長期處在慢性缺氧的狀態下，而產生慢性發炎、免疫系統激活、血管增生、內膜細胞遭受金屬基質蛋白酶 MMP 破壞，激化纖維母細胞活性等等一系列缺氧的下游反應，最後形成氣管壁纖維化增生現象。而抽菸或咳嗽的行為只是加速缺氧的形成和擴大發炎和下游各類缺氧的反應[註26]。

當這些過敏氣喘及抽菸咳嗽的族群在補充給氧營養配方的初期時，大部分會在他們的脖子和胸口表面的皮膚產生發熱及紅潤現象，有些人也會出現刺癢的感覺。畢竟胸部氣管本身的血氧雖然是最缺乏，但周邊這些細胞也是相對處在血氧的低點。透過給氧營養配方的供給可以使原本處在缺氧呼吸代謝狀態的氣管細胞轉變成有氧呼吸代謝狀態，當這些細胞啟動粒線體的運作之後，燃燒掉原先堆積的葡萄糖，並獲得到 2 到 19 倍不等的 ATP 能量狀態時，也將同時造成明顯短暫的發熱及泛紅的感覺。在持續一段時間的對氣管細胞的深層供氧之後，過敏性氣喘的問題將明顯改善，免疫系統的過度反應也將趨於緩和，最大呼吸量有將漸漸提高許多，全身性的缺氧問題將進入良性循環。

■ ■ ■ 當過敏性鼻竇炎族群補充給氧營養物後的反應為何？

過敏性鼻竇炎的根源問題是因為鼻腔內膜細胞長期慢性缺氧所引發的連續性反應。在鼻腔內部彎彎曲曲的鼻竇內膜層，布滿了分泌黏液組織的絨毛細胞和嗅覺神經細胞。當鼻腔細胞處在長期缺氧的狀態下，絨毛細胞將因而發生慢性發炎現象，因而激發各類的黏蛋白（musin）大量的釋出，加上組織液之後，而產生大量的鼻涕充斥鼻腔之中。當缺氧再誘發金

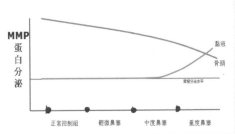

圖 147 鼻竇炎的族群在補充給氧營養配方的初期時，大部分會直接在他們的鼻子周邊皮膚產生發熱及紅潤現象，有些人也會出現眼睛刺癢的感覺，畢竟鼻竇本身的血氧供應除了從喉嚨供應之外，還有一半是從眼部的血管延伸進來的。持續一段時間對鼻竇內膜細胞的補充供氧之後，過敏性鼻炎的過敏現象漸漸獲得明顯改善，包括對冷空氣的過敏。另外有些人的鼻竇瘜肉（水泡）也明顯縮小，甚至許多人可因此開始對氣味有感覺。

屬基質消化蛋白酶 MMP 活性之後，內膜細胞之間所產生的破損再經纖維母細胞的修補，以及鼻涕組織液的充漲之後，漸漸形成鼻瘜小芽，加上缺氧所誘發的血管增生和重力作用，使得這個像水泡一樣的鼻瘜組織越漲越大，不但遮蔽了嗅覺神經細胞的功能，同時更造成過敏及嚴重的呼吸障礙問題[註]

[27]。

當這些過敏性鼻炎及鼻竇炎的族群在補充給氧營養配方的初期時，大部分會直接在他們的鼻子周邊皮膚產生發熱及紅潤現象，有些人也會出現眼睛刺癢的感覺，畢竟鼻竇本身的血氧供應除了從喉嚨供應之外，還有一半是從眼部的血管延伸進來的。透過給氧營養配方的供給可以使原本處在缺氧呼吸代謝狀態的氣管細胞轉變成有氧呼吸代謝狀態，當這些細胞啓動粒線體的運作之後，燃燒掉原先堆積的葡萄糖，並獲得到 2 到 19 倍不等的 ATP 能量狀態時，也將同時造成明顯短暫的發熱及泛紅的感覺。在持續一段時間對鼻竇內膜細胞的補充供氧之後，過敏性鼻炎的過敏現象漸漸獲得明顯改善，包括對冷空氣的過敏。另外有些人的鼻竇瘜肉（水泡）也明顯縮小，甚至許多人可因此開始對氣味有感覺！

■ ■ ■ 當手術結束會及大病初癒族群補充給氧營養物後的反應為何？

手術完成及大病初癒之後的最大問題是身體經過一陣子的摧殘及抵抗後，全身的能量明顯失去平衡，尤其是大型手術因為流失血液，所造成短暫全身性缺氧及後續血氧的分配不均，尤其會使得傷口周遭細胞發生嚴重缺氧，而誘發血管增生、細胞基質消化蛋白酶 MMP 及纖維母細胞等等要素活化，共同構建新的增生組織而發生沾黏現象。另外也由於血氧抽調供應不均，使得細胞因而誘發慢性發炎問題，而產生容易發燒、

感染、隱隱作痛之外，甚至啟動糖尿病、高血壓、甚至腎臟慢性發炎等等更嚴重問題[註28]。

當手術結束後及大病初癒的族群在補充給氧營養物質後，大部分人在手術及原本發病的組織表面皮膚會產生發熱及紅潤現象，有時也會發生皮膚刺癢的感覺。畢竟手術或傷病部位的血氧最為缺乏，但周邊這些細胞也是處在血氧梯度的相對低點。透過給氧營養配方的供給使原本處在缺氧呼吸代謝狀態的細胞轉變成有氧呼吸代謝狀態，當這些細胞啟動粒線體的運作之後，燃燒掉原先堆積的葡萄糖，並獲得到 2 到 19 倍不等的 ATP 能量狀態時，也將同時造成明顯短暫的發熱及泛紅的感覺。細胞因此獲得足夠能量進行細胞複製復原，而不致形成畸形傷疤以及沾黏現象。同時也將在持續一段時間之後，使細胞不產生慢性發炎，當然免疫反應也將正常防禦，同時周遭細胞也改善成中性酸鹼環境，而不會活化酸感神經離子通道所形成的慢性痠痛。

■ ■ ■ 當電療及化療結束後族群補充給氧營養物後的反應為何？

進行癌症治療的電療程序及化療程序結束之後的最大問題就是擔心癌細胞移轉復發。由於癌症電療和化學療法的基礎概念就是將癌細胞及周遭所有可能罹癌的細胞通通殺死，於是就實施焦土式的轟炸方法來進行治療。因此在電療和化療結

束後，大多數人會因為身上缺氧而啓動全面性發炎問題，同時也因有更多的細胞死亡而感到虛弱不堪，身體為了平衡能量差異而重新分配資源，因而使得全身的細胞都處在相當缺氧的狀態下[註29]。

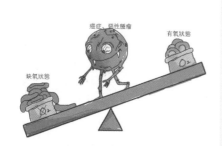

圖 148　由於這些傷病部位的血氧最為缺乏，連帶周邊細胞也是處在血氧梯度相對的低點。在補充給氧營養物質後，大部分人在原本癌症發病病灶的組織表面皮膚會產生發熱及紅潤現象，有時也會發生皮膚刺癢的感覺。在持續一段時間之後，細胞因缺氧所衍生的慢性發炎，以及金屬基質消化蛋白酶 MMP 造成的癌細胞擴張破壞，還有癌細胞因為血管增生而加速擴大生長等等問題，將因此而停止，同時細胞也因此改善成中性酸鹼環境，不會活化酸感神經離子通道而形成的慢性痠痛。

只可惜當一開始用任何儀器發現到有癌症腫瘤之際，癌細胞早就透過缺氧的各項機制釋放出大量的癌細胞游離移轉到身上各處，而這時候的因為身體在癒後處在更加缺氧的狀態下，恰恰適合癌細胞生長，因為透過缺氧誘發因子 HIF-1 再啓動金屬基質消化蛋白酶 MMP 破壞細胞表面，加上 HIF-1 所誘導出的沾黏因子等等，癌細胞很快地就能順利入侵到『善良』細胞內部並且定居發展下來。尤其當我們在治療之後持續的處在缺氧情況下之時，如果癌細胞不停止生長茁壯的話，那

才是奇蹟[註30]。

當癌症治療的電療程序及化療程序結束後的族群在補充給氧營養物質後，大部分人在原本癌症發病病灶的組織表面皮膚會產生發熱及紅潤現象，有時也會發生皮膚刺癢的感覺。畢竟這些傷病部位的血氧最為缺乏，連帶周邊細胞也是處在血氧梯度相對的低點。透過給氧營養配方的供給使原本處在缺氧呼吸代謝狀態的細胞轉變成有氧呼吸代謝狀態，當這些細胞啓動粒線體的運作之後，燃燒掉原先堆積的葡萄糖，並獲得到 2 到 19 倍不等的 ATP 能量狀態時，也將同時造成明顯短暫的發熱及泛紅的感覺。同時也將在持續一段時間之後，細胞因缺氧所衍生的慢性發炎，以及金屬基質消化蛋白酶 MMP 造成的癌細胞擴張破壞，還有癌細胞因為血管增生而加速擴大生長等等問題，將因此而停止，同時細胞也因此改善成中性酸鹼環境，不會活化酸感神經離子通道而形成的慢性痠痛。

■ ■ ■ 當關節退化及風濕疾病族群補充給氧營養物後的反應為何？

由於風濕性關節炎及關節退化的主要成因，是供給關節細胞的血氧長期供應不足所造成的發炎及軟骨破損。雖然許多人在發生的初期是藉由外傷或行動過度的破壞，但身體的全面性缺氧和關節的局部性破壞造成附近細胞原本就稀少血管，

而使血氧供給系統更加不足,也因此激活慢性缺氧誘發因子 HIF,同時它又再生成金屬基質消化蛋白酶 MMP 讓軟骨組織加速崩壞。加上缺氧所誘發的發炎因子,以及缺氧代謝所釋出的氫酸離子,使得當身體行動或環境變化的環境下就越發酸痛以及引起發炎現象[註31]。

當這些關節退化及風濕痠痛的族群在補充給氧營養配方的初期時,大部分會在他們的關節周邊皮膚產生發熱及紅潤現象,同時也可能出現刺癢的感覺。畢竟關節內部的血氧雖然是最缺乏,但相對周邊這些細胞也是處在血氧低點。透過給氧營養配方的供給使原本處在缺氧呼吸代謝狀態的關節細胞轉變成有氧呼吸代謝狀態,當這些細胞啓動粒線體的運作之後,燃燒掉原先堆積的葡萄糖,並獲得到 2 到 19 倍不等的 ATP 能量狀態時,也將同時造成明顯短暫的發熱及泛紅的感覺。同時也將在持續一段時間之後使細胞周圍的朝向中性,而不活化酸感神經離子通道所形成的痠痛。

■ ■ ■ 當手術後及外傷後痠痛族群補充給氧營養物後的反應為何?

由於手術或外傷等原因造成身體許多的組織系統遭受巨大的破壞,雖然之後的傷口已經過人工或自體癒合,但是所再生的血管系統和神經系統已經和原有的生長的網狀系統已經大有不同。尤其是在傷口周遭的細胞因為血管網已中斷並再繞

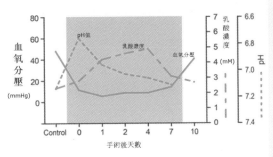

圖 149　由於這些傷病部位的血氧最為缺乏，也是處在身體血氧梯度相對低點，初期時，大部分會在他們的手術或舊傷部位出現發熱及紅潤的現象。持續一段時間之後由於細胞周圍的酸鹼值偏鹼性，因此酸感神經離子通道也將休眠而不再感到痠痛。

道分枝串聯，因此很容易產生長期慢性缺氧以及因爲缺氧因子所誘發的金屬基質消化蛋白酶 MMP 及纖維母細胞的活性，而產生組織與組織之間的沾黏與拉扯發炎問題，加上缺氧呼吸代謝所產生大量的氫離子造成周遭酸化，因而激活酸感神經離子通道，造成每當天氣轉變時就發生痠痛的現象[註32]。

當這些手術後及外傷後痠痛的族群在補充給氧營養配方的初期時，大部分會在他們的手術或舊傷部位出現發熱及紅潤的現象。因爲這些部位對他們來說是處在身體的血氧低點，但透過給氧營養配方的供給使原本缺氧呼吸代謝狀態轉變成有氧呼吸代謝狀態，這些細胞啓動粒線體的運作之後，燃燒掉原先堆積的葡萄糖，並獲得到 2 到 19 倍左右的 ATP 能量狀態時，也將同時會造成明顯的短暫發熱及泛紅的感覺。同時在持續一段時間之後由於細胞周圍的酸鹼值偏鹼性，因此酸感神經離子通道也將休眠而不再感到痠痛。

■ ■ ■ 當憂鬱傾向及精神官能症族群補充給氧營養物後的反應為何？

由於供給腦幹的血氧不足緣故，使得黑質區的神經細胞以及中核縫區的神經細胞功能漸漸退化，連帶使得大腦內的多巴胺及血清素的分泌水平降低。這些神經傳遞物的減少使得許多動作神經的傳導指令也隨之降低，同時也讓身體覺得能量不足而發生憂鬱及焦慮等等精神官能症狀的異常情緒發生[註33]。

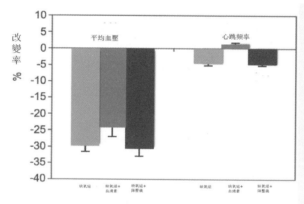

圖150　由於這些傷病部位的血氧最為缺乏，也是處在身體血氧梯度相對低點，初期時，大部分會在他們的手術或舊傷部位出現發熱及紅潤的現象。持續一段時間之後由於細胞周圍的酸鹼值偏鹼性，因此酸感神經離子通道也將休眠而不再感到疼痛。

當這些族群在補充給氧營養配方的初期時，首先會在他們臉部的額頭中側部位出現發熱及紅潤的現象，這是因為從大腦裡分枝出到眼底再穿過到達額頭上方的一對叫『滑車上動脈』的覆蓋區域所關聯著。當給氧營養配方提供血氧給這些腦幹

周邊的神經叢部位，使原本缺氧呼吸代謝狀態轉變成有氧呼吸代謝狀態，因此沿著這些血管內部的神經細胞再啓動粒線體的運作，燃燒掉原先堆積的葡萄糖，並獲得到 2 到 19 倍左右的 ATP 能量狀態時，也將同時會造成明顯的短暫發熱及泛紅的感覺。當然在持續的保養之後，多巴胺及血清素的分泌水平將能明顯提升，自信態度的笑容也將回復以往！

■ ■ ■ 當專注力差及記憶力退化族群補充給氧營養物後的反應為何？

專注力和記憶力是影響現在所有人類學習的最重要能力，極端的專注力損傷表現就如同過動兒一樣，研究發現他們主要是在胎兒時大腦神經缺氧受損所導致，而隨著大腦神經的長期慢性缺氧，大腦皮質區的神經活性也將漸漸退化，因而使人的專注力逐漸減退。另外海馬迴的記憶力功能也會因爲神經纖維的慢性缺氧而發生慢性發炎情況，而神經的能量不足更促使這些神經纖維和大腦皮質層的神經樹突溝通減弱而發生記憶的能力退化[註34]。

當這些族群在補充給氧營養配方的初期時，首先會在他們耳垂部位出現發熱及紅潤的現象，反應強烈一點的會在頭頂區域發生刺癢感覺，另外在額頭部位兩側也會有發熱和紅潤的現象發生。這是因爲從腦部神經運作區域所反射的給氧延伸反應，當給氧營養配方所提供的血氧給這些大腦周邊的神經

叢部位，使原本缺氧呼吸代謝狀態轉變成有氧呼吸代謝狀態，因此沿著這些血管內部的神經細胞再啓動粒線體的運作，燃燒掉原先堆積的葡萄糖，並獲得到 2 到 19 倍左右的 ATP 能量狀態時，也將同時會造成明顯的短暫發熱及泛紅的感覺。在持續的供氧之後，大腦神經的訊息傳遞能力將能明顯提升，學習能力和能力表現也將有明顯的改善！

■ ■ ■ 當經痛及子宮內膜異位症族群補充給氧營養物後的反應為何？

經痛是女性的生殖器官因爲能量的不足所產生的警訊，而包括子宮肌瘤、卵巢巧克力囊腫、子宮腺瘤等等子宮內膜異位症問題，更是透過長期累積警訊後的另類不正常細胞增生所形成的腫瘤。透過內外在因素所造成的子宮長期慢性缺氧，再加上月經來臨時內膜層血管激烈收縮，使經期前後的子宮

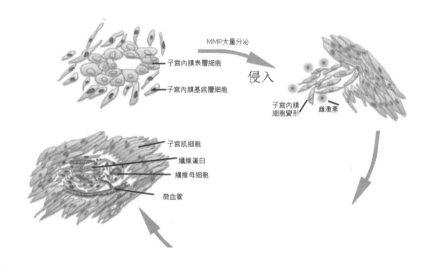

圖 151　初期時，首先會在她們臉部的上唇位置發生紅潤的現象，反應強烈一點的則會在她們的大腿及下腹部位出現發熱及紅潤的現象甚至有些微刺癢感覺。在持續的供氧之後，除了手腳明顯不再冰冷，同時子宮周邊細胞的酸化現象將改善，經痛及頭痛的現象將明顯緩和及減少，同時子宮肌的收縮能力也加強以及卵巢的功能的提升，使得月經周期及經期時間將回歸正常。

內外細胞外液呈現明顯偏酸，促成酸感神經離子通道活化而發生局部明顯的疼痛感，以及傳遞到大腦中樞發生頭痛現象。而子宮內膜異位症更是因為缺氧因子所誘發的血管增生、金屬基質消化蛋白酶 MMP 的破壞、內膜沾黏因子的活化等等協同作用的結果[註35]。

當這些族群在補充給氧營養配方的初期時，首先會在她們臉部的上唇位置發生紅潤的現象，反應強烈一點的則會在她們的大腿及下腹部位出現發熱及紅潤的現象甚至有些微刺癢感覺。這是因為血氧已導入那些能量梯度較低的地方，使原本進行缺氧呼吸代謝狀態轉變成有氧呼吸代謝狀態，而燃燒掉原先堆積的葡萄糖，在獲得 2 到 19 倍左右的 ATP 能量狀態時，也將同時會造成明顯的短暫發熱及泛紅的感覺。在持續的供氧之後，除了手腳明顯部在冰冷，同時子宮周邊細胞的酸化現象將改善，經痛及頭痛的現象將明顯緩和及減少，同時子宮肌的收縮能力也加強以及卵巢的功能的提升，使得月經周期及經期時間將回歸正常！

第 七 章

逆轉缺氧型慢病

■ ■ ■ ■ 如何逆轉缺氧型癌症

孫子兵法裡的謀攻篇中曾談到『知己知彼，百戰不貽；不知彼而知己，一勝一負；不知彼不知己，每戰必貽』。其實要談逆轉癌症之前，如果不能先徹底瞭解癌症是如何形成的過程，那所做的一切治療手段及預防動作全都是人云亦云的遮蔽現況罷了，遲早它們還會再做更大的撲擊。

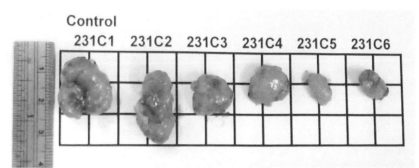

圖 152　要談逆轉癌症之前，如果不能先徹底瞭解癌症是如何形成的過程，那所做的一切治療手段及預防動作全都是人云亦云的遮蔽現況罷了，遲早它們還會再做更大的撲擊。上圖是對腫瘤裸鼠餵食不同劑量的多靶點配方食品 28 日後所得的腫瘤大小樣本比對 C1,C2 為控制比對組，C3,C4 為低劑量試驗組，C5,C6 為高劑量試驗組。

前面已經討論過絕大多數的癌症其實都是一種長時期慢性缺氧的局部細胞叛變，而所有癌症的致死原因都是因為長出大的過惡性腫瘤，壓迫器官致使身體部分功能衰竭而死亡。癌腫瘤之所以會脹大主要有三項必要戰術：一是掠取大量的養分，二是大量的複製細胞，三是不斷的破除包圍。簡單的說

癌症就是以守代攻，步步爲營的策略和身體作對[註1]。

而它們要達到這三種戰術的必要武器，一是就是騙取血管延伸到腫瘤的血管內皮生長因子（VEGF）及血管纖維生長因子（FGF）[註2]，二是解除複製 DNA 管控的組蛋白去乙醯酶（HDAC）[註3]，三是快速破碎那些纖維蛋白包覆的金屬基質消化蛋白酶（MMPs）[註4]。這三項武器在前面我們都已經討論過了，只要我們能讓癌細胞的這三種武器都消失，那麼癌腫瘤將停止再生長，並將成爲沒有牙齒的老虎而慢慢的萎縮。

只不過癌細胞也是我們身上既有的細胞，它們使用的武器其實也是我們身上原本很普通的修復工具，只有當細胞處在缺氧呼吸代謝的情況下，不得已才群起叛變落草爲寇，也僅僅在缺氧情況下這些武器才會出現，一旦細胞回復到有氧呼吸代謝時，這些工具立刻就會消失。因此不論是已經發生癌症腫瘤或者要積極的預防癌症，要戰勝癌症的首要對策就是讓身體處於有氧代謝的狀態，如果不能身體全部有氧，至少也要讓那些長期缺氧的癌細胞或腫瘤部位以及在它們周遭和它們對抗的細胞群，都能積極地轉成有氧呼吸的狀態。

強化有氧呼吸代謝的第一要務是強化並提升心臟功能，只有強而有力的心臟幫浦力量，才是確保細胞時時處在有氧呼吸代謝的狀態下。而要強化心臟力量只能從增加粒線體數量

（增加心肌能量）、抑制鈉鉀幫浦酶（強化心肌收縮力）、確保心臟供血順暢（提供心肌能量）、以及減少自由基氧化（免除心肌傷害）這個四個方法著手。這些方法的實踐細節其實都已經在前面討論過了，暫時不再冗述。

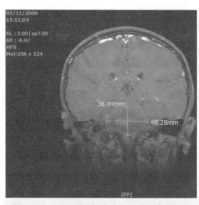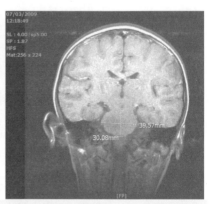

圖 153　三種戰術的必要武器，一是就是騙取血管延伸到腫瘤的血管內皮生長因子 (VEGF) 及血管纖維生長因子 (FGF) 註 2，二是解除複製DNA 管控的組蛋白去乙醯酶 (HDAC) 註 3，三是快速破碎那些纖維蛋白包覆的金屬基質消化蛋白酶 (MMPs) 註 4。這三項武器在前面我們都已經討論過了，只要我們能讓癌細胞的這三種武器都消失，那麼癌腫瘤將停止再生長，並將成為沒有牙齒的老虎而慢慢的萎縮。

上圖左是一位五歲的小男孩在 2009 年 5 月 11 日發現罹患腦幹區惡性神經膠質瘤的電腦斷層影像，而在群醫束手無策、家屬以死馬當活馬試試的心態下，加強使用多靶點配方食品二個多月後，在 2009 年 7 月 3 日所照得的電腦斷層影像，該男孩至今仍然健在。

強化有氧呼吸代謝的第二要務是疏通血管增進血流效能，只有暢通無阻的血流才能將氧氣有效的遞送到每個細胞，尤其是那些缺氧的偏遠地區，而要暢通血流只能從減少血管阻力、

減少血栓成型、降低血液濃度黏度、減低血管內壁破損這四個方向著手。這些方法的實踐細節也都已經在前面討論過了，不再耽誤讀者時間。

另外在解除癌細胞三大武器的方法中，首先就必須先將供給它們營養物質的血管給切斷，造成它們的補給中斷，而像圍城一樣的讓癌細胞的惡性腫瘤餓死！只不過所謂的『狗急跳牆、人急懸梁』，癌細胞被逼急之際也會想盡辦法破牆而逃。由於要將它們的血管命根子給切斷，勢必造成它們更加缺氧，為了生存它們會釋出更多的 MMP 這類的酵素『破城』逃逸。因此在實施這個方法之際，若沒有配合上面強化有氧呼吸的幾項方法，以及下面所討論的手段一併使用的話，恐怕這個毒瘤雖然被迫凋萎，但之後復發的機會反而更大[註5]。

要讓癌細胞餓死的方法只能從阻斷血管新生因子這個策略著手，由於癌細胞構建的惡性腫瘤是不斷的複製擴大，因此它們除了得增生新的血管之外，還得隨時修補那些構造簡陋不斷破損的舊血管。因此不論是阻斷血管內膜生長因子 VEGF，還是將血管纖維生長因子 FGF 阻斷等方法，都能有效的讓癌細胞停止生長。

以藥物來說，在目前治療癌症的主流標靶藥物，都是以消滅 VEGF 這類的因子或者它在血管上的受體為手段，由於它們

都是屬於專利新藥，因此病人除了正常的切、電、毒等『正規』程序之外，現在得額外再耗費巨資（每療程 50~75 萬）進行標靶治療。可惜這些新療程的成效因為限於時程問題，沒法持續的阻斷血管，一旦停止之後，癌細胞的反彈及散播力道反而更大。

如果將上面那些有效藥物替換成天然的食物之後，而形成只針對阻斷血管增生的營養物質，並以長時間的提供細胞有氧代謝和阻斷血管增生作為手段，那麼癌細胞脹大的現況及散播擴散的問題將能有效的獲得解決，我稱這種配方為『GRY-T 配方食品』。詳細的內容已經在前面的單元中討論過，有興趣的讀者可以自行組合調理。

解除癌細胞第二項的武器就是將癌細胞複製 DNA 的管控機制給恢復正常，也就是必須設法將組蛋白去乙醯酶（HDAC）的功能停止，使細胞的 DNA 能鬆散一點，才能讓那些管控複製 DNA 的基因不被『封鎖』起來，當它們真正的發揮作用之後，就能夠讓原本不該複製的細胞停頓複製工作，甚至還能啟動自毀基因，將這些『不良品』直接銷毀。

以藥物的治療來說，這類組蛋白去乙醯酶（HDAC）抑制劑已經有好幾類藥物已被核准在進行癌症的輔助治療，但是同樣的因為這些都屬於專利新藥，因此每個療程也都和標靶藥物

一樣的造成病人很大的負擔。同時在療程之間癌細胞雖然大多數停止了複製的功能，但是一旦當療程結束之後，殘餘的癌細胞常會急於擴充地盤而快速的啟動大量複製的反彈現象註6。另外由於細胞內的組蛋白是由每套 9 個所組成，扣除其中的連結桿不計，總共有四對小單元是不同的結構，因此要徹底的讓癌細胞停止複製，則最好都得將這四組不同型態的 HDAC 抑制劑都包括進去，只是目前的藥物還沒有任一個可以具備這些功效。

如果將上面那些專利藥物替換成可食用的食材之後，而形成只針對多種組蛋白結構的 HDAC 抑制的營養物質，並以長時間的提供細胞有氧代謝和 DNA 鬆散作為手段，那麼療程後的反彈的現況及多靶點無效能的問題將能有效的獲得解決，我稱這種配方為『GRY-M 配方食品』。詳細的內容也在前面的單元中討論過，有需求的讀者可以自行組合調理。

解除癌症的第三項武器就是將那些專門剪碎纖維蛋白的金屬基質消化蛋白酶 (MMPs) 給抑制不分泌。這些 MMP 的天生功能就是『愛德華剪刀手』，只要有它存在，隨時隨地都可以針對細胞外的纖維蛋白剪個不停。癌細胞就是大量的分泌 MMP 利用它剪斷破碎身體對癌細胞的包圍以及細胞之間的束縛。因此如果能加強它的抑制劑或者大量培植它的死敵 (TIMP) 的話，那即使癌細胞再怎麼喜歡複製，也沒辦法逃

出如來佛的手掌心！

以藥物的治療來說，這類金屬基質消化蛋白酶（MMP）抑制劑已經有好幾類藥物已被核准在輔助治療上，其中有很老的過期藥物以及一些專利新藥，很多病人常認為專利新藥可能比較有效，因此一樣是造成病人很大的負擔。尤其是不同癌症的癌細胞外圍所包覆的纖維蛋白並不相同，目前已經發現的就有 28 類的 MMP 專門對付不同的纖維蛋白，從很多人熟知的美美的膠原蛋白到做果凍一般的吉利丁膠質等等不一而足，因此要徹底的讓癌細胞停止破壞及轉移復發，則最好都得將多組不同型態的 MMP 抑制劑都包括進去，只是目前的藥物也還沒有任一個可以具備這些功效[註7]。

因此如果將上面那些藥物替換成可食用的食材之後，而形成能針對多種金屬基質消化蛋白酶（MMP）抑制的營養物質，並以長時間的提供細胞有氧代謝和細胞不受破損作為手段，那麼療程後的復發移轉的現況及多型態纖維為無效性的問題將能有效的獲得解決，我將這種配方列入到『GRY-T 配方食品』中。詳細的內容也在前面的單元中討論過，有需求的讀者可以自行組合調理。

■ ■ ■ 如何逆轉缺氧型糖尿病

孫子兵法的作戰篇中曾談論到『其用戰也貴勝，久則鈍兵挫

銳，攻城則力屈，久暴師則國用不足』。而糖尿病的發展其實就恰似這種情況，畢竟當面臨長期慢性的缺氧之後，既使細胞想多攝取一些食物也很難收進裡頭，結果造成細胞本身的能量不夠，同時大量的物資卻只能在血管裡流動堆積，時間一久破壞了血管循環功能，更反過來造成細胞越來越缺氧的惡性迴圈。

前面曾經討論過糖尿病的發生是先起因於長期慢性缺氧代謝，細胞為了獲得更多的氧氣不惜短線的釋出前列腺素等因子造成慢性發炎現象，以期讓血液能夠較快速的充脹。但是在啟動發炎之後免疫系統，也逐漸地將細胞外面的胰島素受體破壞。無法進入細胞內被使用的葡萄糖，轉而滯留在血液裡成了多餘的血糖，除了造成血糖值飆升之外，同時還使血液黏稠度提高並導致血液酸化，直接腐蝕血管內膜而造成動脈粥狀硬化。當然之後長期高血糖的訊息回饋到胰臟的蘭島細胞之後，也逐漸的使胰島素分泌越來越少，而形成真正的糖尿病。

因此不論要逆轉糖尿病或者要預防糖尿病的發生或發作，第一必須先從改善細胞本身的缺氧源頭著手，第二則得設法減少發炎對細胞胰島受體的破壞，第三最後才是設法降低血糖的釋放。只要能夠達成這三項戰略，那不論你是如何的飲食將都和糖尿病無關。

在戰勝糖尿病的第一項改善缺氧源頭的戰略中，讓全身的細胞都能從慢性缺氧的狀態轉變成有氧呼吸代謝才是治本之道，因此第一要務便是強化並提升心臟功能，只有讓心臟幫浦力量變得強而有力，才是確保細胞時時處在有氧呼吸代謝的狀態下的鐵律。要強化心臟力量只能從增加粒線體數量（增加心肌能量）、抑制鈉鉀幫浦酶（強化心肌收縮力）、確保心臟供血順暢（提供心肌能量）、以及減少自由基氧化（免除心肌傷害）這個四個方法著手。這些方法的實踐細節和常見配方都已經在前面討論過了，請有需要的讀者再仔細的參考一下。

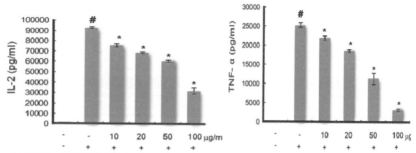

圖 154　由於慢性缺氧所引發的慢性發炎，可將細胞上面的胰島素受體破壞，因此在逆轉糖尿病的第二項戰略就是減少細胞的慢性發炎。圖中透過不同代謝食品的配方劑量組合能有效地降低糖尿病動物模型中的發炎因子生成以及胰島素受體的破壞。

改善缺氧源頭的第二要務是疏通血管增進血流效能，只有暢通無阻的血流才能將氧氣有效的遞送到每個細胞，尤其是那些缺氧的偏遠地區。而要暢通血流只能從減少血管阻力、減

少血栓成型、降低血液濃度黏度、減低血管內壁破損這四個方向著手。這些方法的實踐細節及食材也都已經在前面討論過了，這裡暫時不再冗述。

由於慢性缺氧所引發的慢性發炎，可將細胞上面的胰島素受體破壞，因此在逆轉糖尿病的第二項戰略就是減少細胞的慢性發炎。發炎，對一般的醫學分類而言，大致分為急性發炎及慢性發炎，大家所常聽說的發炎其實大多數為急性發炎的情況，主要都是因為外面的病毒或細菌感染，以及急性的創傷及梗塞等突發事件，雖然可怕但是卻畢竟很少的細胞有機會發生。另外一個幾乎是所有中年以上的人都有的慢性發炎，主要的形成原因就是因為長期慢性缺氧所導致。

這類慢性發炎的形成開始是由細胞膜上的磷酸脂質轉化成花生四烯酸，接著透過一個叫做環氧合酶（COX）的關鍵酵素轉化這些花生四烯酸，而形成幾個前列腺素的前驅物質。這些前驅物質有的就形成血栓素而大量製造血栓；有的就成了血管擴張素，讓這周遭充滿血水腫脹；同時花生四烯酸透過油脂氧化酶的催化之後，也成了活化白血球及巨噬細胞還有各式免疫系統的啟動物質，而這些免疫物質也正是破壞細胞表面胰島素受體的罪魁禍首[註8]。

因此逆轉糖尿病的另一項關鍵要務就是設法減少過多的飽和

脂肪酸（花生四烯酸）的形成，以及降低油脂被過氧化（油脂氧化酶被激活），以減少發炎以及免疫系統被活化。以藥物的治療來說，雖然抗發炎的藥物已經發展得相當成熟，不論是類固醇的或者非類固醇的消炎藥物幾乎所有人都可以隨手可得，撇除它們的副作用不說，大多數也只能對發燒、疼痛、及血栓發生作用，對降低白血球激化方面的功能卻不是那麼專一，隨著新的研究越來越清楚之後，或許那時將會有相關的藥物出現。

相對的許多食材及保健原料原本就已經有被長久使用的歷史，只不過先民們並不知道這些東西的機轉，只知道對消炎和幫助糖尿病有相當的功效。用先進的生物科技將這些動植物有效的東西分離或濃縮之後，加上科學家對它們的機轉再深入研究之後，發現有些在消炎功能上有幫助，有些卻在防止油脂氧化上有效。長期正確的使用後，對糖尿現象的改善也將變得顯著。譬如大家所熟知又好吃的咖哩薑黃，裡面的兩個天然化合物就能明顯的抑制油脂被過氧化，又例如現在大家常吃的深海魚油，雖然含有不飽和脂肪酸，可以稀釋花生四烯酸被轉換成前列腺素的發炎情況，但是長期使用反而使得免疫系統激化得更嚴重[註9]，畢竟花生四烯酸不會憑空消失，只會轉到油脂過氧化的那條可怕道路上摧殘細胞表面上的受體囉！

我的研究發現唯有利用許多有用的食材營養物質組合，才能針對花生四烯酸的形成，以及油脂被過氧化具有抑制的功能，並以長時間的提供細胞有氧代謝和減少產生過氧化物作為手段，那麼糖尿及血糖問題的根源問題將能有效的獲得解決，我將這種配方列入到『GRY–D 調理食品』中。詳細的內容也在前面的單元中討論過，有需求的讀者可以自行組合調理。

■ ■ ■ 如何逆轉缺氧型經痛及子宮內膜異位症

『兵強者，攻其將。將智者，伐其情。將弱兵頹，其勢自萎。』是兵法三十六計中大名鼎鼎的『美人計』戰略，簡單的說也就是找出問題的發生根源，在針對根源的弱點進行重點攻擊。幾乎所有女性讀者都會發生的經痛問題，其實它的根源就是慢性和提前的缺氧，因此只要針對這項缺氧的弱點治療改善，不論是經痛甚至之後所衍伸的子宮內膜異位症，將都不再發生。

由於經痛是女性在體質、行為或環境上等因素造成細胞過度的慢性缺氧，也就是說長期的血氧的供給過度不足的情況下，子宮內膜細胞就已經提前釋放大量的發炎因子，而造成經前脹痛及經期時劇痛的經痛症候群結果。這過程還包括過多和過早的金屬基質消化蛋白酶（MMP），以及血管新生因子（VEGF 及 FGF）。因此要根除經痛和子宮內膜異位症，就得運用像

美人計那樣的策略：替子宮及卵巢的細胞給氧！

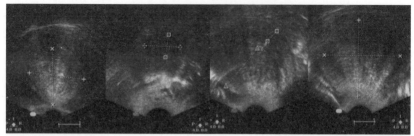

圖 155　幾乎所有女性都曾發生的經痛問題，其實它的根源就是慢性和提前過量的缺氧，只要針對這項缺氧的弱點治療改善，不論是經痛甚至之後所衍伸的子宮內膜異位症，都將可以逆轉。圖中是幾位女性讀者因為先天心臟二尖瓣膜脫垂導致身體慢性缺氧，在二十至三十多歲時已發展出子宮肌腺瘤或子宮肌瘤等病灶的超音波影像分析。

所以要戰勝經痛及子宮內膜異位的第一戰略，首先就得強化並提升心臟功能，只有強而有力的心臟幫浦力量，才是確保子宮及卵巢細胞時時處在有氧呼吸代謝的狀態下。而要強化心臟力量只能從增加粒線體數量（增加心肌能量）、抑制鈉鉀幫浦酶（強化心肌收縮力）、確保心臟供血順暢（提供心肌能量）、以及減少自由基氧化（免除心肌傷害）這個四個方法著手。這些方法和營養配方都已經列入到『GRY-MC 食品配方®』中，也都在前面討論過了，暫時不再冗述。

戰勝經痛及子宮內膜異位的第二戰略是疏通血管增進血流效能，只有暢通無阻的血流才能將氧氣有效的遞送到每個子宮及卵巢細胞，尤其是那些缺氧的子宮內膜位置。而要暢通血

流只能從減少血管阻力、減少血栓成型、降低血液濃度黏度、減低血管內壁破損這四個方向著手。這些方法和營養配方都已經列入到『GRY-MC 配方食品』中，讀者可依照不同情況自行調配，暫時不再冗述。

戰勝經痛及子宮內膜異位的第三戰略是減少發炎系統過度活化。透過減少過多的飽和脂肪酸（花生四烯酸）的形成，以及抑制環氧合酶的活性，雖然能有效的降低發炎因子對子宮及卵巢細胞的傷害。但以藥物的治療來說，現有抗發炎的藥物雖然相當成熟和便宜，不論是類固醇的或者非類固醇的消炎藥物幾乎所有人都可以隨手可得，大多數也只能對消炎和止痛產生作用，但也因此容易造成經期時流血不止，更重要的是並它們並不適宜長期使用[註 10]。

因此在我的研究中發現透過利用許多有用的食材營養物質組合，能針對花生四烯酸的形成，以及飽和脂肪酸過氧化具有抑制的功能，適合長時間提供細胞有氧代謝和減少產生過氧化物作為手段，那麼經期前不正常充血發炎的根源問題將能有效的獲得解決，我將這種配方列入到『GRY-MC 食品配方』中。詳細的內容也在前面的單元中討論過，有需求的讀者可以自行組合調理。

根除經痛及子宮內膜異位症的第四戰略，就是抑制金屬基質

消化蛋白酶（MMP）在子宮內膜細胞上的異常分泌。由於 MMP 是細胞在缺氧狀態下才會被誘發出來的酵素，因此在策略上只要能夠強化子宮內膜細胞的有氧供給，基本上就可以回復到正常時間的分泌。同時如果能加強它的抑制劑或者大量激發它的抑制蛋白（TIMP）的話，那麼游離的子宮內膜細胞將不容易隨著體液游離散播沾黏，同時將可減少子宮內膜異位症的發生機率！

在經痛及子宮內膜異位相關病症的金屬基質消化蛋白酶（MMP）抑制作用的營養物質和食材方面，著重在激化 TIMP 的分泌以及金屬基質消化蛋白酶（MMP）的活性降低的功能，並且以適合長期使用爲限，我的研究發現許多有用食材的營養物質經過組合後長期使用，能有效的減少子宮內膜細胞的沾粘機率並可保持它的時間正確性。我將這種配方列入到『GRY-MC 食品配方』中。詳細的內容也在前面的單元中討論過，有需求的讀者可以自行組合調理。

根除經痛及子宮內膜異位症的第五戰略，就是避免讓子宮內膜細胞在月經時期，因爲不正常釋放血管新生因子而使已凋萎的細胞再活化起來，而造成月經前不正常流血、月經時血流量過多、月經後期滴漏不止的情況，以及衍伸的貧血缺氧惡性循環問題。因此在正確時間上阻斷血管內膜生長因子 VEGF，以及血管纖維生長因子 FGF，都能並免血流不止的情

況發生。

我的研究發現也透過利用多種有用的食材營養物質組合，才能針對子宮內膜細胞不正常血管增生的形成具有抑制功能，並透過長時間消除 VEGF 及 FGF 多靶點作爲手段，那麼經痛及子宮內膜異位病變的問題才能獲得有效的解決。我將這種配方列入到『GRY-MC 食品配方』中。詳細的內容也在前面的單元中討論過，有需求的讀者可以自行組合調理。

■ ■ ■ 如何逆轉缺氧型中風及心肌梗塞

在著名的三十六計兵法中『摧其堅，奪其魁，以解其體；龍戰於野，其道窮也。』是對付強大敵人的『擒賊擒王』重要戰略之一，簡單的說就是直接面對最劇烈問題的根源，打擊根源的重點部位，問題才可以直接的被化解掉。幾乎所有人都知道中風和心肌梗塞的危險性，如果能夠針對它們形成和致病的因子，直接的對付甚至防止它們發生的話，那這些病症將可消滅於無形。

由於腦中風和心肌梗塞是身體產生游離血栓所形成的第一直接因素，造成腦細胞及心肌細胞急性缺氧的第二間接因素所產生的傷害。因此要解決腦中風和心肌梗塞的首要戰略就是防止血栓的形成。然而研究發現構成血栓的基礎原料：纖維蛋白的多寡和身體缺氧直接關聯，缺氧誘發因子將透過血管

內皮活化血栓纖維蛋白，因此可以說只要沒有慢性缺氧，血栓就不會形成。

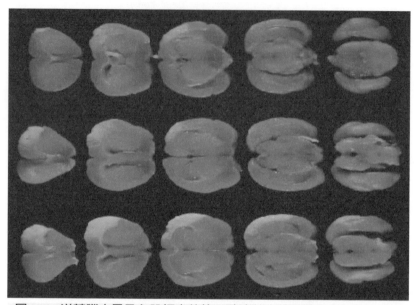

圖156　逆轉腦中風及心肌梗塞的第一戰略首先就得讓全身恢復比以前更多的血氧供應。而促進有氧呼吸代謝的第一要務是強化並提升心臟功能，只有強而有力的心臟幫浦力量，才是確保細胞時時處在有氧呼吸代謝的狀態下。圖中是透過不同給氧食品的配方劑量組合能有效地減低腦中風動物模型 (MACO) 中因為急性梗塞所產生的大腦直接梗死破壞及隨後腦細胞因缺氧造成的月影損傷破壞的腦體切片比對。

因此要逆轉腦中風及心肌梗塞的第一戰略首先就得讓全身恢復比以前更多的血氧供應。強化有氧呼吸代謝的第一要務是強化並提升心臟功能，只有強而有力的心臟幫浦力量，才是確保細胞時時處在有氧呼吸代謝的狀態下。而要強化心臟力

量只能從增加粒線體數量（增加心肌能量）、抑制鈉鉀幫浦酶（強化心肌收縮力）、確保心臟供血順暢（提供心肌能量）、以及減少自由基氧化（免除心肌傷害）這個四個方法著手。這些方法和營養配方都已經列入到『GRY-S食品配方』中，也都在前面討論過了，有需要的讀者可自行調配。

戰勝腦中風及心肌梗塞的第二戰略是疏通血管增進血流效能，只有暢通無阻的血流才能將氧氣有效的遞送到每個大腦和心臟細胞裡，尤其是那些曾經因為梗塞傷害過的缺氧位置。而要暢通血流只能從減少血管阻力、減少血栓成型、降低血液濃度黏度、減低血管內壁破損這四個方向著手。這些方法的實踐細節及食材也都已經在前面討論過了，讀者可自行調配。

戰勝腦中風及心肌梗塞的第三戰略是消彌血栓，由於中風及心肌梗塞的直接因素是過多、過大、及過硬的游離血栓在血液中流竄，而這些血栓形成的因子主要還是血管內膜細胞以及肝臟細胞的慢性缺氧，透過這兩器官或組織的缺氧誘發因子的作用，大量的生成血栓纖維蛋白原並將它們轉化成具活性的纖維蛋白充斥遊走在血液中，一旦遇上像血管內膜破損等等傷害的訊息後，將和血小板及紅血球等形成非常緊實的血栓。這類的血栓因為『鋼筋』量過多，所以體內消溶血栓的機制（如尿激酶等）很難將它們及時消解，也因此相當容

易對大腦及心肌的重大傷害[註 11]。

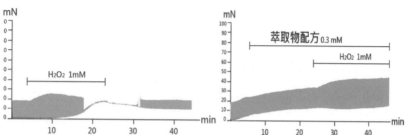

圖 157　若能夠提高細胞的耐缺氧能力，減少耗能的機制，那麼這些細胞將在發生這類梗塞的不幸情況下得以延長生存時間。而這所多出的存活時間將可能因身體的自救機制（如自發性溶血）而獲救。圖中是透過不同耐缺氧食品的配方組合能明顯地保護人體心肌組織因為急性梗塞所產生的大量自由基所造成的傷害及心肌收縮力降低等等的傷害。

我的研究發現也透過利用多種有用的食材營養物質組合，才能針對血栓纖維蛋白原的濃度降低，以及減少纖維蛋白的活化，這樣可以讓血栓的結構和剪力變得脆弱，畢竟血栓永遠都必須有，但卻可讓游離血栓被血流衝散而消彌於無形。透過這些配方至少可以幫助那些曾經發生中風或心肌梗塞的人不容易再度發生悲劇，十幾年來我做遊子的心也才有機會稍微停泊一下。我將這種配方列入到『GRY-S 食品配方』中。詳細的內容也在前面的單元中討論過，有需求的讀者可以自行組合調理。

戰勝腦中風及心肌梗塞的第四戰略是提高耐缺氧力，當發生中風及心肌梗塞的當下，最重要的是要使心肌細胞和大腦細

胞能保持強大的耐缺氧能力，因爲這時的細胞將會從原本有氧呼吸代謝一下子轉變成無氧呼吸代謝，細胞的能量從原本38個ATP急速降爲2個ATP，一般情況下細胞大概3~10分鐘左右因爲沒有能量維持細胞膜完整可能就因此破損死亡，但是若能夠提高細胞的耐缺氧能力，減少耗能的機制，那麼這些細胞將在發生這不幸情況下得以延長生存時間。而這所多出的存活時間將可能因身體的自救機制（自發性溶血）而獲救，也會使得像腦中風或心臟梗塞的傷害減到最低。

我研究發現透過多種有用的食材營養物質萃取，可以明顯提高細胞的耐缺氧能力，使細胞的能量在急難時可以獲得保留，就像生物遇到傷害時在低溫狀態下能減緩代謝而停頓重大傷害獲救的道理類似。由於我們身上數以百億條小血管隨時都發生梗塞的事件，很多器官及組織的慢性衰竭都是因此發生，因此不只侷限在重大傷害者，所有身體發生慢性缺氧的人都應該長期使用。我將這種配方列入到『GRY-S配方食品』中。詳細的內容也在前面的單元中討論過，有需求的讀者可以自行組合調理。

■ ■ ■ 如何增強記憶力及逆轉缺氧型失智症

『敵之害大，就勢取利，剛決柔也』。這是兵法三十六計的『趁火打劫』戰略，也就是利用敵方內部的問題及弱點乘勢攻擊。我們大腦中海馬迴這區域的神經，也是因爲內部神經

元細胞和神經膠原細胞的糾結，和長期缺氧問題而導致像電線短路一樣的發炎傷害。因此要挽回或避免這些細胞的功能喪失，甚至要讓這些細胞再生或神經再分枝，那我們就得善用它們的發作弱點：突觸，作爲攻擊點。

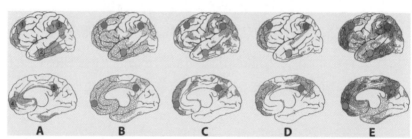

圖158　若能夠提高細胞的耐缺氧能力，減少耗能的機制，那麼這些細胞將在發生這類梗塞的不幸情況下得以延長生存時間。而這所多出的存活時間將可能因身體的自救機制（如自發性溶血）而獲救。圖中是透過不同耐缺氧食品的配方組合能明顯地保護人體心肌組織因為急性梗塞所產生的大量自由基所造成的傷害及心肌收縮力降低等等的傷害。

我們的記憶是在海馬迴內經過短期儲存整理後，接著再透過這裡的神經纖維和到大腦皮質層進行大量的溝通運算之後才能被完整存放。但是這些海馬迴上神經纖維那些像電線接頭般功能的突觸，是的所有神經傳導物釋放的唯一節點，這一區的能量需求也最大，同時又視作容易氧化鏽蝕的地方。因此在這裡的那些扮演著像電線外橡膠皮的神經膠質細胞，非常特別地也插在突觸的隙縫之中，扮演著像半導體那樣的腳色。

可是一旦這個區域遭遇到慢性缺氧的情況後，這些傳遞訊號的節點很快的就會因為能量不夠而發炎鬆脫，甚至大量的自由基溢出後而過氧化破壞，神經元的傳遞訊號的運作開始減少，海馬迴細胞的電波激化趨緩，使初期的記憶漸漸開始減緩。同時，因為發炎也促使星狀膠質細胞及小膠質細胞 (microglia) 活化啓動釋放膠質纖維包覆滅火消炎。當這把火消退但並沒有根源解決問題，因此神經膠質細胞為了取得更多氧氣及鬆脫神經元細胞間束縛，因此大量的金屬基質消化蛋白酶 (MMP) 將被釋放出來，將這些膠質纖維蛋白剪碎，而使原本水溶性的狀態變成不可溶、像澱粉一般的纖維素沉澱，有了這些缺氧過程和沉澱物的干擾，當然記憶力自然就漸漸不行囉[註12]！

因此要增進記憶力的第一戰略首先就得讓海馬迴神經恢復比以前更多的血氧供應。強化有氧呼吸代謝的第一要務是強化並提升心臟功能，只有強而有力的心臟幫浦力量，才是確保細胞時時處在有氧呼吸代謝的狀態下。而要強化心臟力量只能從增加粒線體數量（增加心肌能量）、抑制鈉鉀幫浦酶（強化心肌收縮力）、確保心臟供血順暢（提供心肌能量）、以及減少自由基氧化（免除心肌傷害）這個四個方法著手。這些方法的實踐細節都已經在前面討論過了，暫時不再冗述。

強化記憶的第二戰略是疏通血管增進血流效能，只有暢通無

阻的血流才能將氧氣有效的遞送到每個海馬迴細胞，尤其是那些缺氧的神經纖維突觸位置。而要暢通血流只能從減少血管阻力、減少血栓成型、降低血液濃度黏度、減低血管內壁破損這四個方向著手。這些方法的實踐細節及食材也都已經在前面討論過了，讀者可自行調配。

強化記憶力的第三戰略是減少發炎以及免疫系統被活化。透過減少過多的飽和脂肪酸（花生四烯酸）的形成，以及降低油脂被過氧化（油脂氧化酶被激活），才能有效的降低免疫細胞對海馬迴神經細胞的傷害。以藥物的治療來說，現有抗發炎的藥物雖然相當成熟和便宜，不論是類固醇的或者非類固醇的消炎藥物幾乎所有人都可以隨手可得，大多數也只能對發燒、疼痛、及血栓發生產生作用，但對降低神經小膠質細胞的激化方面的功能卻不是那麼專一，最重要的是並不適宜長期使用。

對提升記憶力戰略的減少發炎以及免疫系統被激活的食材及保健原料方面，著重在神經膠質細胞及神經元細胞不被油脂過氧化的功能並適合長期使用為限，我的研究發現唯有利用許多有用的食材營養物質組合，才能針對花生四烯酸的形成，以及飽和脂肪酸過氧化具有抑制的功能，並適合長時間提供細胞有氧代謝和減少產生過氧化物作為手段，那麼記憶退化的發炎根源問題將能有效的獲得解決，我將這種配方列入到

『GRY–NA 配方食品』中。詳細的內容也在前面的單元中討論過，有需求的讀者可以自行組合調理。

強化記憶力的第四戰略是抑制金屬基質消化蛋白酶 (MMP) 在海馬迴神經區內的異常分泌。由於 MMP 是細胞在缺氧狀態下才會被誘發出來的酵素，因此在策略上只要能夠強化該區細胞的有氧供給，基本上已經可以降低許多。同時如果能加強它的抑制劑或者大量培植它的死敵 (TIMP) 的話，那即使這些神經纖維蛋白再怎麼多，也將不容易沉澱成澱粉質瘢！

在提升記憶力戰略中對金屬基質消化蛋白酶 (MMP) 抑制的營養物質和食材方面，著重在激化 TIMP 的分泌以及金屬基質消化蛋白酶 (MMP) 的活性降低的功能，並且以適合長期使用為限，我的研究發現唯有利用許多有用的食材營養物質組合長期使用，才能針對神經纖維蛋白不被錯誤的碎解，以增加大腦中神經的溝通和記憶的儲存。我將這種配方列入到『GRY–NA 配方食品』中。詳細的內容也在前面的單元中討論過，有需求的讀者可以自行組合調理。

強化記憶力的第五個戰略是針對既有的神經元細胞刺激以增加它們的樹突分枝生長。由於長期的缺氧致使神經細胞的組蛋白去乙醯酶 (HDAC) 大量作用而將細胞內的 DNA 都壓縮捆扎在一起，因此使得海馬迴內的神經樹突數量比正常細胞

明顯的減少許多。因此透過 HDAC 抑制功能的藥物或特殊食品，可以將這些被不正常壓縮捆紮的 DNA 解開，刺激它們能正常的補足發展出新的神經樹突。我的研究發現運用幾項具有 HDAC 抑制功能的食材萃取物質，在長期使用後都能有效的促進神經細胞分支再生長。我將這種配方列入到『GRY-NA 配方食品』中。詳細的內容也在前面的單元中討論過，有需求的讀者可以自行組合調理。

■ ■ ■ 如何逆轉缺氧型憂鬱症及躁鬱症

在孫子兵法中非常著名的謀攻策略曾表明作戰的最高原則是『故善用兵者，屈人之兵而非戰也。拔人之城而非攻也，破人之國而非久也，必以全爭于天下，故兵不頓，而利可全，此謀攻之法也。』，但是聯想到現今精神問題的給藥策略，卻是如同給鴉片大麻一樣的機轉時，更是令人不解而感到憂鬱。

前面曾經討論過一個人快樂與否，其實是建立在身體所有細胞都能得到充足的能量，換個方式來說，如果在正常可獲得食物的情況下，是否快樂就決定在每個細胞能否獲得正常的血氧。也因為有氧之後，負責愉快、滿足、積極、愛慾等心理感覺的多巴胺這項神經傳導物，才能夠從酪胺酸的原料中被它的關鍵酵素（酪氨酸羥化酶）製造出來，否則空有大量原料也沒法被大量的分泌出。同樣的也因為必須要有氧，

才能啓動在腦核縫神經裡的色氨酸羥化酶，將快樂賀爾蒙素（血清素）製造出來。

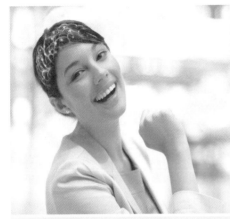

圖159　一個人快樂與否，其實是建立在身體所有細胞都能得到充足的能量，換個方式來說，如果在正常可獲得食物的情況下，是否快樂就決定在每個細胞能否獲得正常的血氧。也因為有氧之後，負責愉快、滿足、積極、愛慾等心理感覺的多巴胺這項神經傳導物，才能夠從酪胺酸的原料中被它的關鍵酵素（酪氨酸羥化酶）製造及釋放出來。

目前所有的憂鬱問題主要還是存在於腦中所分泌的血清素以及腦中所分泌的多巴胺不足所導致。但是現有的藥物不論是從抗結核藥再轉成抗憂鬱藥的單胺氧化酶抑制劑（MAOI），以及抗組織胺藥物轉成抗憂鬱藥的三環類抗抑鬱藥（TCA），還是現在主流用藥的選擇性血清回收抑制劑（SSRI），它們的共同點除了可能有效但副作用非常多之外，最大的問題都是難以戒斷，甚至戒斷後常有更憂鬱而偏向自殺的傾向。因為它們都是利用血清素後段回收的抑制，以及改變血清素受體的機轉來達成治標目的，和血清素原本分泌的多寡無關，要說簡單一點，就是在欺騙大腦罷了[註13]！

因此逆轉憂鬱症躁鬱症的第一項戰略，首先就得讓中核縫神經以及黑質神經恢復比以前更多的血氧供應，並從缺氧呼吸轉變成有氧呼吸代謝。而有氧呼吸代謝的第一要務是強化並提升心臟功能，只有強而有力的心臟幫浦力量，才是確保這些神經細胞時時處在有氧呼吸代謝的狀態下。而要強化心臟力量只能從增加粒線體數量（增加心肌能量）、抑制鈉鉀幫浦酶（強化心肌收縮力）、確保心臟供血順暢（提供心肌能量）、以及減少自由基氧化（免除心肌傷害）這個四個方法著手。這些方法的實踐細節和營養配方都已經列入到『GRY-ND 配方食品』中，也都在前面討論過了，暫時不再冗述。

保持身體快樂的第二戰略是疏通血管增進血流效能，只有暢通無阻的血流才能將氧氣有效的遞送到每個神經細胞，尤其是那些缺氧的中核縫區和黑質神經區位置。而要暢通血流只能從減少血管阻力、減少血栓成型、降低血液濃度黏度、減低血管內壁破損這四個方向著手。我將這種配方列入到『GRY-ND 配方食品®』中。詳細的內容也在前面的單元中討論過，有需求的讀者可以自行組合調理。

■ ■ ■ 如何逆轉缺氧型漸凍症（巴金森氏症）

孫子兵法中曾經談論過『不可勝者，守也；可勝者，攻也。守則不足，攻則有餘』。當身體在有能量的情況下，我們自然地就能夠多分泌一些讓身體活動的指令（多巴胺）。相反

的，當可能得到的能量不足時，身體自然的就只能減少動作了。只是現有的藥物仍然沒能夠從身體的源頭做改善，反而只在我們不適合動的情況下再使勁地傳遞讓身體動作的藥物（左旋多巴），結果所有的人不出幾年之內情況反而更加惡化嚴重。看來有一天孫子兵法可能也得成為生技工業的必修

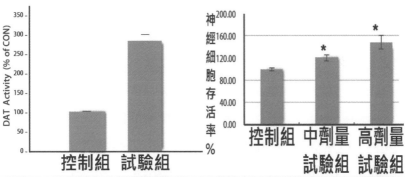

圖 160　當身體在有能量的情況下，我們自然地就能夠多分泌一些讓身體活動的指令（多巴胺）。相反的，當可能得到的能量不足時，身體自然的就只能減少動作了。只是現有的藥物仍然沒能夠從身體的源頭做改善，反而只在我們不適合動的情況下再使勁地傳遞讓身體動作的藥物（左旋多巴），結果反而讓病在幾年之內情況反而更加惡化嚴重。圖中是透過不同神經給氧食品的配方組合，顯示能明顯地活化黑質神經細胞突觸的多巴胺轉運子（DAT）功能，使釋放出的多巴胺可被快速的回收，從而延長黑質細胞的壽命及功能。

課程之一囉！

由於大腦負責人體狀態的感知及指揮，而在大腦中心處的黑質細胞其實就是我們身上的後勤司令部，負責感知人體能量的多寡後以決定人體的行動，例如能量不足就得去找尋食物

等等。因此這裡的神經就利用只有氧氣才能製造動作命令的關鍵酵素：酪氨酸羥化酶，來製造多巴胺以啓動身體各項活動。例如當有充足的氧氣時，它認爲身體各處的細胞能量應該是是充沛的，可以進行許多的活動，例如求愛、性慾、找食物等等，於是酪氨酸羥化酶就利用氧氣的刺激，多製造分泌一些多巴胺讓身體去行動，當然伴隨著行動也要給予積極感、滿足感、愉悅感等情緒補償作用[註 14]。

因此解決漸凍症或巴金森氏症的第一項戰略，首先就得讓黑質區神經細胞恢復比以前更多的血氧供應，從缺氧呼吸轉變成有氧呼吸代謝。和其他戰勝疾病的策略相同的，有氧呼吸代謝的第一要務是強化並提升心臟功能，只有強而有力的心臟幫浦力量，才是確保這些神經細胞時時處在有氧呼吸代謝的狀態下。而要強化心臟力量只能從增加粒線體數量（增加心肌能量）、抑制鈉鉀幫浦酶（強化心肌收縮力）、確保心臟供血順暢（提供心肌能量）、以及減少自由基氧化（免除心肌傷害）這個四個方法著手。這些方法的實踐細節和營養配方都已經列入到『GRY–NP 配方食品』中，也都在前面討論過了，暫時不再冗述。

保持身體動作順暢的第二戰略是疏通血管增進血流效能，只有暢通無阻的血流才能將氧氣有效的遞送到每個神經細胞，尤其是那些缺氧的黑質神經區位置。而要暢通血流只能從減

少血管阻力、減少血栓成型、降低血液濃度黏度、減低血管內壁破損這四個方向著手。我將這種配方列入到『GRY-NP配方食品』中。詳細的內容也在前面的單元中討論過，有需求的讀者可以自行組合調理。

改善漸凍症或巴金森氏問題的第三個戰略，就是減少黑質神經發炎以及降低免疫系統被活化。透過減少過多的飽和脂肪酸（花生四烯酸）的形成，以及降低油脂被過氧化（油脂氧化酶被激活），才能有效的降低免疫細胞對黑質細胞的傷害。目前不論是類固醇的或者非類固醇的消炎藥物幾乎所有人都可以隨手可得，但是大多數也只能對發燒、疼痛、及血栓發生產生作用，但對降低神經小膠質細胞的免疫激化方面的功能卻不是那麼專一，最重要的是並不適宜長期使用。

對改善漸凍症戰略上的減少發炎以及免疫系統被激活的食材及保健原料方面，著重在神經小膠質細胞及黑質神經元細胞不被油脂過氧化的功能並適合長期使用爲限，我的研究發現唯有利用許多有用的食材營養物質組合，才能針對花生四烯酸的形成，以及飽和脂肪酸過氧化具有抑制的功能，並適合長時間提供細胞有氧代謝和減少產生過氧化物作爲手段，那麼動作退化的發炎根源問題將能有效的獲得解決，我將這種配方列入到『GRY-NP配方食品』中。詳細的內容也在前面的單元中討論過，有需求的讀者可以自行組合調理。

改善漸凍症或巴金森氏問題的第四個戰略，是針對既有的神經元細胞刺激以增加它們的樹突分枝生長。由於長期的缺氧致使神經細胞的組蛋白去乙醯酶（HDAC）大量作用而將細胞內的 DNA 都壓縮捆扎在一起，因此使得黑質神經區內的神經樹突數量比正常細胞明顯的減少許多。因此透過 HDAC 抑制功能的藥物或特殊食品，可以將這些被不正常壓縮捆紮的 DNA 解開，並減少路易小體的生成，而刺激它們正常的補足發展出新的神經樹突。我的研究發現運用幾項具有 HDAC 抑制功能的食材萃取物質，在長期使用後都能有效的促進神經細胞分支再生長。我將這種配方列入到『GRY-NP 配方食品®』中。詳細的內容也在前面的單元中討論過，有需求的讀者可以自行組合調理。

■ ■ ■ 如何逆轉缺氧型氣喘過敏症

『天下莫柔弱于水，而攻堅強者莫之能勝，以其無以易之。弱之勝強，柔之勝剛』。老子的以柔克剛哲學，其實也是我們調整身體對付過敏性氣喘的重要戰略核心，畢竟當呼吸道的氧氣不足而所發生慢性發炎已經發生，因而必須從它的根源『釜底抽薪』的解除，才能避免激化免疫功能，造成過度防禦的氣喘。

就像在之前所討論的，由於支氣管的動脈中的血氧很容易的被肺泡的大循環系統給稀釋，尤其是當它們在像心臟功能不

佳或其他器官嚴重缺氧等情況之下，更容易使它們的血氧被分掉而容易造成慢性缺氧。因此隨後所引發的慢性發炎、過度免疫反應、以及氣管變狹窄、氣管壁纖維化等等問題也就越發嚴重。

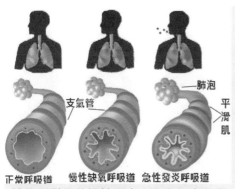

正常呼吸道　慢性缺氧呼吸道　急性發炎呼吸道

肺泡

平滑肌

支氣管

圖161　由於支氣管的動脈中的血氧很容易的被肺泡的大循環系統給稀釋，尤其是當它們在像心臟功能不佳或其他器官嚴重缺氧等情況之下，更容易使它們的血氧被分掉而容易造成慢性缺氧。因此隨後所引發的慢性發炎、過度免疫反應、以及氣管變狹窄、氣管壁纖維化等等問題也就越發嚴重。

所以解除過敏性氣喘的第一項戰略，首先就得讓氣管細胞恢復比以前更多的血氧供應，從缺氧呼吸轉變成有氧呼吸代謝。和其他戰勝疾病的策略相同的，有氧呼吸代謝的第一要務是強化並提升心臟功能，只有強而有力的心臟幫浦力量，才是確保這些氣管細胞時時處在有氧呼吸代謝的狀態下。而要強化心臟力量只能從增加粒線體數量（增加心肌能量）、抑制鈉鉀幫浦酶（強化心肌收縮力）、確保心臟供血順暢（提供心肌能量）、以及減少自由基氧化（免除心肌傷害）這個四個方法著手。這些方法的實踐細節和營養配方都已經列入到

『GRY-PA配方食品』中，也都在前面討論過了，暫時不再冗述。

解除過敏性氣喘相關病症的第二戰略是疏通血管增進血流效能，只有暢通無阻的血流才能將氧氣有效的遞送到每個氣管細胞，尤其是那些缺氧的氣管絨毛位置。而要暢通血流只能從減少血管阻力、減少血栓成型、降低血液濃度黏度、減低血管內壁破損這四個方向著手，我將這種配方列入到『GRY-PA配方食品』中。詳細的內容也在前面的單元中討論過，有需求的讀者可以自行組合調理。

改善過敏性氣喘相關病症的第三戰略，就是減少氣管壁發炎以及降低免疫系統被活化。透過減少過多的飽和脂肪酸（花生四烯酸）的形成，以及降低油脂被過氧化（油脂氧化酶被激活），才能有效的降低免疫細胞對氣管細胞的傷害。目前不論是類固醇的或者非類固醇的消炎藥物幾乎所有人都可以隨手可得，但是大多數也只能對發燒、疼痛、及血栓發生產生作用，但對降低免疫球細胞的免疫激化方面功能卻不是那麼專一，這也是為何一般非類固醇的消炎藥物對過敏沒有效果，而只能使用那些對身體有更大傷害的類固醇消炎藥的主因，更重要的是它們並不適宜長期使用[註15]。

因此對改善過敏戰略上的減少發炎以及降低免疫系統被過度激活的食材原料方面，以著重在氣管細胞不被油脂過氧化的

功能並適合長期使用為限。我的研究發現也唯有利用多種有用的食材營養物質組合，才能針對氣管細胞中花生四烯酸的形成，以及飽和脂肪酸過氧化具有抑制的功能，並適合長時間提供細胞有氧代謝和減少產生過氧化物作為手段，那麼氣管過敏的發炎源頭問題將能有效的獲得解決，我將這種配方列入到『GRY-PA 配方食品』中。詳細的內容也在前面的單元中討論過，有需求的讀者可以自行組合調理。

改善過敏性氣喘相關病症的第四戰略，就是抑制金屬基質消化蛋白酶 (MMP) 在氣管壁上的異常分泌。由於 MMP 是細胞在缺氧狀態下才會被誘發出來的酵素，因此在策略上只要能夠強化該區細胞的有氧供給，基本上已經可以降低許多。同時如果能加強它的抑制劑或者大量培植它的死敵 (TIMP) 的話，那即使這些纖維母細胞再怎麼多，也將不容易將氣管絨毛纖維化及結疤化！

在改善過敏性氣喘相關病症的金屬基質消化蛋白酶 (MMP) 抑制作用的營養物質和食材方面，著重在激化 TIMP 的分泌以及金屬基質消化蛋白酶 (MMP) 的活性降低的功能，並且以適合長期使用為限，我的研究發現許多有用食材的營養物質經過組合後長期使用，能有效的減少支氣管絨毛的纖維增生並可降低氣管堵塞情況。我將這種配方列入到『GRY-PA 配方食品』中。詳細的內容也在前面的單元中討論過，有需求的

讀者可以自行組合調理。

■ ■ ■ 如何逆轉缺氧型腸胃潰瘍

在孫子兵法的虛實篇中『故知戰之地，知戰之日，則可千里
而會戰。不知戰之地，不知戰之日，則左不能救右，右不能
救左，前不能救後，後不能救前，而況遠者數十里，近者數
里乎？』，胃腸潰瘍症的問題其實就像是兵法中所談的知或
不知的情況一樣，只有明確了它的形成根源之後才能獲得真
正的改善，否則現有的藥物也只是鏡花水月那般的退效後即
再發作。

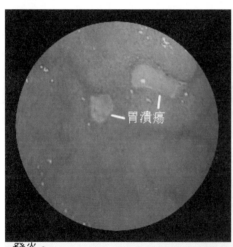

圖162 當身體處於慢性缺氧
狀態時，無氧呼吸代謝便發
生在大多數的細胞，而使血
液中的重碳酸濃度減少而氫
離子的濃度增加，造成胃黏
膜之鹼度變弱，同時又使胃
酸腺體細胞的酸度原料大幅
提高。於是在一消一長之下，
酸鹼平衡狀態就被失衡破壞，
黏膜當然很快的破損而潰蝕
發炎。

胃壁黏膜細胞上的鹼性物質和胃液的酸度原本是形成一個酸
鹼平衡的狀態。但是當身體處於慢性缺氧狀態時，無氧呼吸
代謝便發生在大多數的細胞，而使血液中的重碳酸濃度減少

而氫離子的濃度增加，造成胃黏膜之鹼度變弱，同時又使胃酸腺體細胞的酸度原料大幅提高。於是在一消一長之下，黏膜當然很快的破損而潰蝕發炎。如果加上幽門螺旋桿菌的侵襲破壞以及消炎止痛藥物的抑制黏膜分泌之下，潰蝕發炎及免疫激化當然加劇發生[註16]。

因此根除腸胃潰瘍的第一項戰略，首先就得讓腸胃細胞恢復比以前更多的血氧供應，從缺氧呼吸轉變成有氧呼吸代謝。和其他戰勝疾病的策略相同的，有氧呼吸代謝的第一要務是強化並提升心臟功能，只有強而有力的心臟幫浦力量，才是確保這些腸胃道細胞時時處在有氧呼吸代謝的狀態下。而要強化心臟力量只能從增加粒線體數量（增加心肌能量）、抑制鈉鉀幫浦酶（強化心肌收縮力）、確保心臟供血順暢（提供心肌能量）、以及減少自由基氧化（免除心肌傷害）這個四個方法著手。這些方法的實踐細節和營養配方都已經列入到 GRY–DS 配方食品』中，也都在前面討論過了，暫時不再冗述。

根除腸胃潰瘍相關病症的第二戰略是疏通血管增進血流效能，只有暢通無阻的血流才能將氧氣有效的遞送到每個腸胃細胞，尤其是那些缺氧的腸胃壁絨毛位置。而要暢通血流只能從減少血管阻力、減少血栓成型、降低血液濃度黏度、減低血管內壁破損這四個方向著手。我也將這種配方列入到

『GRY–DS 配方食品』中。詳細的內容也在前面的單元中討論過,有需求的讀者可以自行組合調理。

根除腸胃潰瘍相關病症的第三戰略,就是抑制金屬基質消化蛋白酶 (MMP) 在胃壁細胞上的異常分泌。由於 MMP 是細胞在缺氧狀態下才會被誘發出來的酵素,因此在策略上只要能夠強化該區細胞的有氧供給,基本上已經可以降低許多。同時如果能加強它的抑制劑或者大量激發它的抑制蛋白 (TIMP) 的話,那麼原先胃壁細胞所分泌的外膜將不容易被酸蝕破壞!

在改善腸胃潰瘍相關病症的金屬基質消化蛋白酶 (MMP) 抑制作用的營養物質和食材方面,著重在激化 TIMP 的分泌以及金屬基質消化蛋白酶 (MMP) 的活性降低的功能,並且以適合長期使用為限,我的研究發現許多有用食材的營養物質經過組合後長期使用,能有效的減少胃壁外黏膜的破壞並保持它的完整性,同時還可維持胃黏膜的酸鹼度平衡。我將這種配方列入到『GRY–DS 配方食品』中。詳細的內容也在前面的單元中討論過,有需求的讀者可以自行組合調理。

根除腸胃潰瘍相關病症的第四戰略,就是抑制幽門螺旋桿菌的寄生和侵襲。目前所有治療幽門桿菌的藥物全都是抗生素,以殺光細菌為唯一手段。姑且不談殺光細菌的副作用,但問

題是既使在當次療程中殺光細菌之後，經常都會在一段時間之後又會再次感染，畢竟病從口入的鐵則永遠不部會改變，而且之後都會對藥物有抗效性的問題。

因此我的研究發現透過特殊益生菌種的配方，以強化腸胃的益菌平衡同時更可以有效的抑制幽門螺旋桿菌的菌落生長，再搭配前面幾種有氧消化配方食物，將明顯又快速的使幽門螺旋桿菌無法生存而被消滅，同時腸胃潰瘍問題也可一併解除。詳細的內容也在前面的單元中討論過，有需求的讀者可以自行組合調理。

■ ■ ■ 如何逆轉缺氧型高血脂及肥胖症

在三十六計兵法中有『圍魏救趙：共敵不如分敵，敵陽不如敵陰』的著名戰略原則。由於高血脂和高血糖是一體兩面的根源，因此對付高血脂及肥胖症等能量存放和運輸問題，更必須利用多種分敵作戰方法和身體殘缺周旋。

之前曾經討論過，高血脂的現象其實是肥胖問題及高血糖問題的後續演化過程，真正的起始原因是當身上許多細胞面臨到慢性缺氧的環境時，這些細胞在能量不足的情況下只能比平常需求更多的葡萄糖來製造能量。因而得從身上主要儲藏糧草的脂肪細胞裡面的三酸甘油，先轉換成游離脂肪酸釋出到血液中，之後運送到肝臟裡再轉換成血糖釋出到血液裡。

因此，要徹底解決高血脂問題，則必須解決慢性缺氧問題為先[註17]。

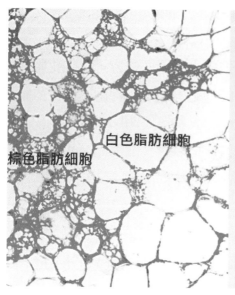

棕色脂肪細胞　白色脂肪細胞

圖163 高血脂的現象其實是肥胖問題及高血糖問題的後續演化過程，真正的起始原因是當身上許多細胞面臨到慢性缺氧的環境時，這些細胞在能量不足的情況下只能比平常需求更多的葡萄糖來製造能量。因而得從身上主要儲藏糧草的脂肪細胞裡面的三酸甘油，先轉換成游離脂肪酸釋出到血液中，之後運送到肝臟裡再轉換成血糖釋出到血液裡。

因此根除高血脂的第一項戰略，首先就得讓全身細胞尤其是脂肪細胞恢復比以前更多的血氧供應，從缺氧呼吸轉變成有氧呼吸代謝。和其他戰勝疾病的策略相同的，有氧呼吸代謝的第一要務是強化並提升心臟功能，只有強而有力的心臟幫浦力量，才是確保這些腸胃道細胞時時處在有氧呼吸代謝的狀態下。而要強化心臟力量只能從增加粒線體數量（增加心肌能量）、抑制鈉鉀幫浦酶（強化心肌收縮力）、確保心臟供血順暢（提供心肌能量）、以及減少自由基氧化（免除心肌傷害）這個四個方法著手。這些方法的實踐細節和營養配方都已經列入到『GRY-L 配方食品®』中，也都在前面討論

過了，暫時不再冗述。

根除高血脂及肥胖相關病症的第二戰略是疏通血管增進血流效能，只有暢通無阻的血流才能將氧氣有效的遞送到身上大多細胞，尤其是那些缺氧的腸胃壁絨毛位置。而要暢通血流只能從減少血管阻力、減少血栓成型、降低血液濃度黏度、減低血管內壁破損這四個方向著手。我也將這種配方列入到『GRY-L 配方食品 ®』中。詳細的內容也在前面的單元中討論過，有需求的讀者可以自行組合調理。

改善高血脂及肥胖相關病症的第三戰略，就是減少大多數細胞尤其是脂肪細胞慢性發炎，同時還得降低免疫系統被活化。當脂肪細胞過度脹大而發生長期缺氧時將引發慢性發炎，致使胰島素受體受損而將脂肪酸回收到脂肪細胞內儲藏，連帶使肝臟轉換它們成過量的膽固醇。因此透過減少過多的飽和脂肪酸（花生四烯酸）的形成，以及降低油脂被過氧化（油脂氧化酶被激活），才能有效的降低免疫細胞對脂肪細胞上面胰島素的傷害，從而才能降低膽固醇及游離脂肪酸的指標。

因此在食材原料方面，以著重在脂肪細胞不發生過氧化的功能並適合長期使用為限。我的研究發現也唯有利用多種有用的食材營養物質組合，才能針對脂肪細胞中花生四烯酸的形成，以及飽和脂肪酸過氧化具有抑制的功能，並適合長時間

提供細胞有氧代謝和減少產生過氧化物作爲手段,那麼脂肪細胞的發炎源頭問題將能有效的獲得解決,我將這種配方列入到『GRY-L 配方食品®』中。詳細的內容也在前面的單元中討論過,有需求的讀者可以自行組合調理。

■ ■ ■ 如何逆轉缺氧型黃斑部病變

在三十六計兵法中有『不敵其力,而消其勢,兌下乾上之象。』的釜底抽薪著名戰略原則。由於眼底黃斑部病變的現象是眼底微血管不正常增生,因此對付這類像腫瘤一樣的黃斑部病變問題,必須利用這類釜底抽薪的治本作戰方法和將這些增生的微血管漸漸消除,才是治本之道。

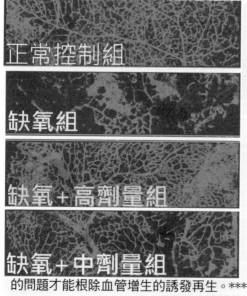

正常控制組

缺氧組

缺氧＋高劑量組

缺氧＋中劑量組

圖 164 眼睛的黃斑部病變現象是黃斑部的感光細胞底層微血管大量增生所致。但根源原因卻是因為這些感光細胞的長期缺氧所衍發的能量不足所形成,因而釋放血管新生因子(VEGF 及 FGF 等)誘發底部供應血氧的微血管大量增生所產生的病變。因此要預防及徹底解決黃斑部病變的問題,則必須先解決慢性缺氧的問題才能根除血管增生的誘發再生。**** 特別感謝美國密蘇里大學藥學系 Dr. Mridul Mukherji 教授和他的研究團隊的研究成果授權使用及指導。

前面曾經討論過，眼睛的黃斑部病變現象是黃斑部的感光細胞底層微血管大量增生所致。但根源原因卻是因為這些感光細胞的長期缺氧所衍發的能量不足所形成，因而釋放血管新生因子（VEGF 及 FGF 等）誘發底部供應血氧的微血管大量增生所產生的病變。因此要預防及徹底解決黃斑部病變的問題，則必須先解決慢性缺氧的問題才能根除血管增生的誘發再生[註18]。

因此改善黃斑部病變相關病症的第一戰略，就是強化並提升心臟功能。只有強而有力的心臟幫浦力量，才是確保眼底的感光細胞時時處在有氧呼吸代謝的高能量狀態下。而要強化心臟力量只能從增加粒線體數量（增加心肌能量）、抑制鈉鉀幫浦酶（強化心肌收縮力）、確保心臟供血順暢（提供心肌能量）、以及減少自由基氧化（免除心肌傷害）這個四個方法著手。這些方法的實踐細節和營養配方都已經列入到『GRY-EM配方食品』中，也都在前面討論過了，暫時不再冗述。

解決黃斑部病變相關病症的第二戰略，就是疏通血管增進血流效能，只有暢通無阻的血流，才能將氧氣有效的遞送到每個眼底視網膜細胞，尤其是那些缺氧的黃斑部凹陷區域。而要暢通血流只能從減少血管阻力、減少血栓成型、降低血液濃度黏度、減低血管內壁破損這四個方向著手。這些戰略方法的細節和食品營養配方都已經列入到『GRY-EM配方食品®』

中，有需要的讀者可以自行調配。

解決黃斑部病變相關病症的第三戰略，就是要讓這些感光細胞不再釋放血管新生因子 阻斷血管新生因子這個策略著手，由於眼底的感光細胞因爲老化以及用力過度而能量不夠，因此它們只能釋放大量的血管新生因子誘發血管新生。因此不論是阻斷血管內膜生長因子 VEGF，還是將血管纖維生長因子 FGF 阻斷等方法，都能有效的讓新的微血管停止生長。

以藥物來說，在目前治療黃斑部病變的主流是以消滅 VEGF 這類的因子或者它在血管上的受體爲主要手段，再輔以光動或者雷射等破壞血管的多合一療法消除多餘的血管。但由於這些藥物原本就是治療癌症的標靶藥物，可惜療程的昂貴費用之外，這些新療程的成效因爲限於時程問題，以及得經常進行侵入式的治療注射，否則沒法持續的阻斷血管，一旦停止之後，反彈力道可能更大。

我的研究發現也唯有利用多種有用的食材營養物質組合，才能針對眼底黃斑部細胞血管增生的形成具有抑制的功能，並以長時間消除 VEGF 及 FGF 多靶點作爲手段，那麼眼球基底膜黃斑部病變的問題才能獲得有效的解決。我將這種配方列入到『GRY-EM 配方食品』中。詳細的內容也在前面的單元中討論過，有需求的讀者可以自行組合調理。

第 八 章

天行健
君子以自強不息

說真的，我既非心臟科醫師也非中醫師，更甭談是腫瘤科、腎臟科等等醫療單位之背景出世，雖然我家人、親友曾經都因這個疾症所苦甚至過逝，但我們最終也活了接近半百的歲月，幹嘛非要自找麻煩地寫下這本與既有醫療行為完全不同觀念的書？我想就是心裡總是有一股打抱不平的態度及初生之犢的勇氣吧！

二千四百年前，西方醫學之父：希波克拉底，影響西方醫學以解剖與臨床為主流之醫師，並在古希臘時就以立下俗稱醫師誓詞的希波克拉底誓詞，成為幾千年來西方醫生傳統上行醫的道德規範起源。經過兩千多年來的演變，隨著西方經濟、軍事與科學的崛起，使得這西方醫學成為了醫學的主流。只可惜這條發展的脈絡史是以解剖死人為主的唯物科學發展下去，這讓「主流」的藥學與臨床醫學對所有的疾病視為敵人，因此不是施以「刀槍」，便是投以「毒物」以求快、狠、準。這就好像現在滿街的速食餐飲一般，只能對腸胃的饑渴投予所好式的「商業化」，並讓人再度消費為目的。不消說，當「利」字擺中間之時，道德誓詞自然置兩旁了！

演化到今，醫院、診所藥局的開立與保險（含健保）的封閉型對價關係，藥物研發、器材製造的觀念與政府的「主流」態度等也是這樣。最具商業潛力的藥物以吃不死、醫不好、立見效之「治標」為首要目標（例如高血壓藥物），畢竟這

最好賺。對醫師來說病人能多檢驗那就盡量多花一些，反正業績掛帥之下，病人也願意（保險給付）之下，皆大歡喜。再者，越是檢驗越有機會開刀進房，當然這對醫院上上下下自是雨露均霑，病人也能額手稱慶，畢竟眼中釘、肉中刺一次就刀入病除。也因此沒有人會知道病從那裡來，反正下次再長出時，再進醫院診所或藥局之時，只會隱約聽到「歡迎光臨」的嗶嗶刷卡聲，能不能出來就只能看病人的造化了！這也是為什麼急性病症（如細菌感染、病毒防範、外科傷害等）可以很快解除，但對於慢性病症，「主流」只能治標並且常能讓病人走入不可挽回的惡性循環裡！

至於「非主流」（例如中醫）從四千年前就以臨床診視活人輔以藥食同源為主，並加入內外在環境與自體機能運轉等協合平衡概念，而發展出特有的運作系統（如氣血、經絡），只可惜這條發展的脈絡由於經濟、軍事與科學的落後，在現今打入「非主流」之列！現有中醫由於藥材、器材、教育方式與行醫環境等限制，雖然有尋求治本之態，但仍然無法適應現今社會的發展趨勢，只走向經驗學、考古學的框框之中，無法擺脫祖宗的陰影！

所幸近年來還有一些新興的醫學類相關科學，諸如分子生物學、基因學等等，在投入醫療體系後，隱然形成一股「不入流」的醫學，再藉由預防醫學的概念興起，或許可以將這些

慢性疾病（心血管、腫瘤、代謝、生殖等等疾病），結合上述主流與非主流醫學的優點，尋求治本式的方法實現。

就像是我研究血管的動脈粥狀硬化一樣，它的形成大概需要 20-30 年左右，然而許多朋友仍然期望著是否能在幾天甚或幾月內「藥到病除」呢？結論恐怕很困難。相同的，經過各位讀者幾年之間所「培養」出來的「三高」，是否能在看完本書之後尋法在幾天內消除它，我的結論依然不表樂觀，畢竟「冰凍三尺非一日之寒」！但是我仍然依我這「不入流」的醫學精神，提供各位讀者最新的醫學解答和以這最古老的醫學觀念「天行健，君子以自強不息」作爲各位和這些疾病作戰的最高指導原則！

參考文獻

第一章 諾貝爾獎的缺氧傳奇

1. The Prime Cause and Prevention of Cancer, Revised lecture at the meeting of the Nobel-Laureates on June 30, 1966, at Lindau, Lake Constance, Germany, Otto Warburg
2. Studies on the Chemical Nature of the Substance Inducing Transformation of Pneumococcal Types: Induction of Transformation by a Desoxyribonucleic Acid Fraction Isolated from Pneumococcus Type Iii. J Exp Med ,1944, 79 (2): 137–158. Avery OT, et al.
3. Homeopathic Hassle, Time, 1956-08-20.
4. Mein Kampf gegen den Krebs: Erinnerungen eines Arztes, C. Bertelsmann (1981) ISBN 3570047369 , Issels MD, Josef
5. Groups slam 'black holes' in healthcare, Taiwan News , Sep 22, 2011 - Page 2
6. Desferrioxamine induces erythropoietin gene expression and hypoxia-inducible factor 1 DNA-binding activity: implications for models of hypoxia signal transduction. Blood. 1993 Dec 15;82(12):3610-5. Wang GL, et al.
7. Andrew Pollack for the New York Times. February 27, 2004 F.D.A. Approves Cancer Drug From Genentech
8. Bevacizumab for neovascular age related macular degeneration (ABC Trial): multicentre randomised double masked study. BMJ 340: c2459. 2010. Tufail, A. et al.
9. Critics condemn bowel cancer drug rejection. BBC News Health Reporter Retrieved 2010-08-24. Briggs, H.
10. Medicare Eye Study Finds Untapped Savings, Mundy, Wall Street Journal, June 17, 2010, Alicia.
11. Vascular endothelial growth factor induced by hypoxia may mediate hypoxia-initiated angiogenesis. Nature. 1992 Oct 29;359(6398):843-5. Shweiki D. et al.
12. Macrovascular and microvascular endothelium during long-term hypoxia: alterations in cell growth, monolayer permeability, and cell surface coagulant properties. J Cell Physiol. 1991 Jan;146(1):8-17. Shreeniwas R. et al.
13. Studies of type IV collagenase regulation by hypoxia. Cancer Lett. 1998 Feb 27;124(2):127-33. Himelstein BP. et al.
14. Release of reactive oxygen by hepatocytes on reoxygenation: three phases and role of mitochondria. Am J Physiol. 1992 Jun;262(6 Pt 1):G1015-20. Littauer A. et al.
15. Hypoxia-induced intracellular acidification in isolated sheep heart Purkinje fibres and the effects of temperature. J Mol Cell Cardiol. 1994 Apr;26(4):463-9. Bright CM. et al.
16. Glucose, sulfonylureas, and neurotransmitter release: role of ATP-sensitive K+ channels. Science. 1990 Feb 16;247(4944):852-4. Amoroso S. et al.
17. Hypoxia-mediated induction of endothelial cell interleukin-1 alpha. An autocrine mechanism promoting expression of leukocyte adhesion molecules on the vessel surface. J Clin Invest. 1992 Dec;90(6):2333-9. Shreeniwas R. et al.
18. Role of sex hormones in development of chronic mountain sickness in rats. J Appl Physiol (1985). 1994 Jul;77(1):427-33. Ou LC. et al.
19. Effects of acute moderate hypoxia on anaerobic capacity in endurance-trained runners. Eur J Appl Physiol. 2007 Sep;101(1):67-73. Friedmann B. et al.
20. Compiling Multicopy Single-Stranded DNA Sequences from Bacterial Genome Sequences. Genomics Inform. 2016 Mar;14(1):29-33. Yoo W. et al.
21. Interrelated modules in cyanobacterial photosynthesis: the carbon-concentrating mechanism, photorespiration, and light perception. J Exp Bot. 2016 Apr 25. Montgomery BL. et al.
22. Molecular evolution of mitochondrial coding genes in the oxidative phosphorylation pathway in malacostraca: purifying selection or accelerated evolution? Mitochondrial DNA A DNA MappSeq Anal. 2016 Mar 8:1-4. Zhang D. et al.
23. The fetal brain sparing response to hypoxia: physiological mechanisms. J Physiol. 2016 Mar 1;594(5):1215-30. Giussani DA.
24. Validation of the qi blood yin yang deficiency questionnaire on chronic fatigue. Chin Med. 2016 May 2;11:24. Kim J. et al.

第二章 慢性缺氧的力量

1. Warburg effect(s)-a biographical sketch of Otto Warburg and his impacts on tumor metabolism. Cancer Metab. 2016 Mar 8;4:5. Otto AM.
2. Hypoxia-inducible factors and their roles in energy metabolism. Int J Hematol. 2012 May;95(5):457-63. Goda N, et al.
3. Angiotensin II type 1a receptors in subfornical organ contribute towards chronic intermittent hypoxia-associated sustained increase in mean arterial pressure. Am J Physiol Heart Circ Physiol. 2015 Mar 1;308(5):H435-46. Saxena A, et al.
4. Microcirculation in Acute and Chronic Kidney Diseases. Am J Kidney Dis. 2015 Dec;66(6):1083-94. Zafrani L, et al.
5. The serial cultivation of human diploid cell strains. Exp Cell Res 25 (3): 585–621. Hayflick L .et al.
6. Roles of catalase and glutathione peroxidase in the tolerance of a pulmonate gastropod to anoxia and reoxygenation. J Comp Physiol B. 2016 Apr 9. Welker AF, et al.
7. The effect of DN (dominant-negative) Ku70 and reoxygenation on hypoxia cell-kill: evidence of hypoxia-induced potentially lethal damage. Int J Radiat Biol. 2012 Jul;88(7):515-22. Urano M, et al.
8. The role of lymphangiogenesis and angiogenesis in tumor metastasis. Cell Oncol (Dordr). 2016 Apr 28. Paduch R.
9. Maternal hemoglobin concentration and hematocrit values may affect fetus development by influencing placental angiogenesis. J Matern Fetal Neonatal Med. 2016 Apr 14:1-6. Stangret A, et al.
10. Bilirubin modulated cytokines, growth factors and angiogenesis to improve cutaneous wound healing process in diabetic rats. Int Immunopharmacol. 2016 Jan;30:137-49. Ram M, et al.
11. Study on the expression of VEGF and HIF-1α in infarct area of rats with AMI. Eur Rev Med Pharmacol Sci. 2016 Jan;20(1):115-9. Cheng C, et al.
12. The role of lymphangiogenesis and angiogenesis in tumor metastasis. Cell Oncol (Dordr). 2016 Apr 28. Paduch R.
13. Hypoxia Differentially Regulates Arterial and Venous Smooth Muscle Cell Migration. PLoS One. 2015 Sep 18;10(9):e0138587. Chanakira A, et al.
14. Fibroblast growth factor signaling in the vasculature. Curr Atheroscler Rep. 2015 Jun;17(6):509. Yang X, et al.
15. Angiogenesis-dependent and independent phases of intimal hyperplasia. Circulation. 2004 Oct 19;110(16):2436-43. Khurana R, et al.
16. Assessing Tumor Angiogenesis in Histological Samples. Methods Mol Biol. 2016;1430:3-33. Pang JM, et al.
17. Dynamics of airway response in lung microsections: a tool for studying airway-extra cellular matrix interactions. J Biomed Sci. 2016 May 12;23(1):43. Khan MA.
18. Effects of S-Nitrosoglutathione on the Expression of MMP-1 mRNA in HT1080 Cells during Hypoxic Hypoxia. Bull Exp Biol Med. 2016 Jan;160(3):319-21. Korenovskiĭ YV, et al.
19. Osteopontin promotes gastric cancer metastasis by augmenting cell survival and invasion through Akt-mediated HIF-1alpha up-regulation and MMP9 activation. J Cell Mol Med. 2009 Aug;13(8B):1706-18. Song G, et al.
20. Dynamics of histone H2A, H4 and HS1ph during spermatogenesis with a focus on chromatin condensation and maturity of spermatozoa. Sci Rep. 2016 Apr 28;6:25089. Zhang ZH, et al.
21. Combinatorial Histone Acetylation Patterns Are Generated by Motif-Specific Reactions. Cell Syst. 2016 Jan 27;2(1):49-58. Blasi T,
22. Histone deacetylase 6-controlled Hsp90 acetylation significantly alters mineralocorticoid receptor subcellular dynamics but not its transcriptional activity. Endocrinology. 2016 Apr 21:en20152055. Jiménez-Canino R, et al.
23. Acetylation of HDAC1 and degradation of SIRT1 form a positive feedback loop to regulate p53 acetylation during heat-shock stress. Cell Death Dis. 2015 May 7;6:e1747. Yang H, et al.
24. Deacetylation of tumor-suppressor MST1 in Hippo pathway induces its degradation through HBXIP-elevated HDAC6 in promotion of breast cancer growth. Oncogene. 2015 Dec 14. Li L, et al.
25. Acidification of the intimal fluid: the perfect storm for atherogenesis. J Lipid Res. 2015 Feb;56(2):203-14. Öörni K, et al.
26. The role of oxidative stress and autophagy in atherosclerosis. Oxid Med Cell Longev. 2015;2015:130315. Perrotta I, et al.
27. Mechanical endothelial damage results in basic fibroblast growth factor-mediated activation of extracellular signal-regulated kinases. Surgery. 1999 Aug;126(2):422-7. Colvin SB, et al.
28. Endothelial Hypoxia-Inducible Factor-1α Promotes Atherosclerosis and Monocyte Recruitment by Upregulating MicroRNA-19a. Hypertension. 2015 Dec;66(6):1220-6. Akhtar S, et al.
29. Vascular ageing and interventions: lessons and learnings. Ther Adv Cardiovasc Dis. 2016 Apr 20. pii: 1753944716642681. Williams B.
30. Metabolic Profiling Regarding Pathogenesis of Idiopathic Pulmonary Fibrosis. J Proteome Res. 2016 May 6;15(5):1717-24. Kang YP, et al.
31. Fibroblast-derived MMP-14 regulates collagen homeostasis in adult skin.J Invest Dermatol. 2016 Apr 8. pii: S0022-202X(16)31031-4. Zigrino P, et al.
32. Red blood cell distribution width and globulin, noninvasive indicators of fibrosis and inflammation in chronic hepatitis patients. Eur J Gastroenterol Hepatol. 2016 May 10. Wang H, et al.
33. A novel regulation of PD-1 ligands on mesenchymal stromal cells through MMP-mediated proteolytic cleavage. Oncoimmunology. 2015 Oct 29;5(3):e1091146. Dezutter-Dambuyant C, et al.
34. Essential Role for Premature Senescence of Myofibroblasts in Myocardial Fibrosis. J Am Coll Cardiol. 2016 May 3;67(17):2018-28. Meyer K, et al.
35. Acute Embolic Cerebral Infarction and Coronary Artery Embolism in a Patient with Atrial Fibrillation Caused by Similar Thrombi. J Stroke Cerebrovasc Dis. 2016 Apr 19. pii: S1052-3057(16)00086-0. Tokuda K, et al.
36. Specialized proresolving lipid mediators in patients with coronary artery disease and their potential for clot remodeling.FASEB J. 2016 Apr 27. pii: fj.201500155R. Elajami TK, et al.
37. Regulation of erythropoietin production.J Physiol. 2011 Mar 15;589(Pt 6):1251-8. Jelkmann W.
38. Structural and Functional Changes With the Aging Kidney.Adv Chronic Kidney Dis. 2016 Jan;23(1):19-28. Denic A, et al.
39. Thermodynamics of proton transport coupled ATP synthesis.Biochim Biophys Acta. 2016 Jun;1857(6):653-664. Turina P, et al.
40. Reactive oxygen species, nutrition, hypoxia and diseases: Problems solved? Redox Biol. 2015 Dec;6:372-85. Görlach A, et al.

文獻資料

第三章 缺氧引發的訊號

1. Human REM sleep: influence on feeding behaviour, with clinical implications. Sleep Med. 2015 Aug;16(8):910-6. Horne JA.
2. Diet/Energy Balance Affect Sleep and Wakefulness Independent of Body Weight. Sleep. 2015 Dec 1;38(12):1893-903. Perron IJ, et al.
3. Sleep debt and obesity. Ann Med. 2014 Aug;46(5):264-72. Bayon V, et al.
4. The contribution of intermittent hypoxia, sleep debt and sleep disruption to daytime performance deficits in children: consideration of respiratory and non-respiratory sleep disorders. Sleep Med Rev. 2006 Apr;10(2):109-18. Blunden SL, et al.
5. Ghrelin, GLP-1, and leptin responses during exposure to moderate hypoxia. Appl Physiol Nutr Metab. 2016 Apr;41(4):375-81. Morishima T,et al.
6. Adipose Tissue Remodeling: Its Role in Energy Metabolism and Metabolic Disorders. Front Endocrinol (Lausanne). 2016 Apr 13;7:30. Choe SS, et al.
7. Hypobaric hypoxia causes body weight reduction in obese subjects. Obesity (Silver Spring). 2010 Apr;18(4):675-81. Lippl FJ, et al.
8. Mitochondria, body fat and type 2 diabetes: what is the connection? Minerva Med. 2008 Jun;99(3):241-51 Maasen JA.
9. Chronic Intermittent Hypoxia and Blood Pressure: Is There Risk for Hypertension in Healthy Individuals? High Alt Med Biol. 2016 Mar;17(1):5-10. Vinnikov D, et al.
10. Endothelin regulates intermittent hypoxia-induced lipolytic remodelling of adipose tissue and phosphorylation of hormone-sensitive lipase. J Physiol. 2016 Mar 15;594(6):1727-40. Briançon-Marjollet A, et al.
11. Chronic intermittent hypoxia exposure-induced atherosclerosis: a brief review. Immunol Res. 2015 Dec;63(1-3):121-30. Song D, et al.
12. Impaired glucose homeostasis after a transient intermittent hypoxic exposure in neonatal rats. Biochem Biophys Res Commun. 2013 Nov 22;441(3):637-42. Pae EK, et al.
13. The interactive effect of cooling and hypoxia on forearm fatigue development. Eur J Appl Physiol. 2015 Sep;115(9):1901-10. Lloyd A, et al.
14. Reduced skeletal muscle recruitment does not explain the lactate paradox. J Appl Physiol (1985). 2009 Feb;106(2):741 Grassi B.
15. Acid-sensing ion channels in trigeminal ganglion neurons innervating the orofacial region contribute to orofacial inflammatory pain. Clin Exp Pharmacol Physiol. 2016 Feb;43(2):193-202. Fu H, et al.
16. Acid-sensing ion channels under hypoxia. Channels (Austin). 2013 Jul-Aug;7(4):231-7. Yingjun G, et al.
17. Acid-sensing ion channels detect moderate acidifications to induce ocular pain. Pain. 2015 Mar;156(3):483-95. Callejo G, et al.
18. Regulation of Intermittent Hypoxia on Brain Dopamine in Amphetaminized Rats. Chin J Physiol. 2015 Aug 31;58(4):219-27. Yu PL, et al.
19. Ventilatory long-term facilitation is evident after initial and repeated exposure to intermittent hypoxia in mice genetically depleted of brain serotonin. J Appl Physiol (1985). 2014 Feb 1;116(3):240-50. Hickner S, et al.
20. HIF-dependent regulation of claudin-1 is central to intestinal epithelial tight junction integrity. Mol Biol Cell. 2015 Jun 15;26(12):2252-62. Saeedi BJ, et al.
21. Sulfide- and nitrite-dependent nitric oxide production in the intestinal tract. Microb Biotechnol. 2012 May;5(3):379-87. Vermeiren J, et al.
22. Mechanisms of microbial hydrogen disposal in the human colon and implications for health and disease. Annu Rev Food Sci Technol. 2010;1:363-95. Nakamura N, et al.
23. Crohn disease-associated Escherichia coli promote gastrointestinal inflammatory disorders by activation of HIF-dependent responses. Gut Microbes. 2011 Nov-Dec;2(6):335-46. Mimouna S, et al.
24. Matrix metalloproteinase 7 expression in ampullary carcinoma. Indian J Pathol Microbiol. 2015 Jul-Sep;58(3):274-8. Kumari N, et al.
25. Dendritic development of hippocampal CA1 pyramidal cells in a neonatal hypoxia-ischemia injury model. J Neurosci Res. 2013 Sep;91(9):1165-73. Zhao YD1, et al.
26. AMPK Signaling in the Dorsal Hippocampus Negatively Regulates Contextual Fear Memory Formation. Neuropsychopharmacology. 2016 Jun;41(7):1849-64. Han Y, et al.
27. Class II HDACs and neuronal regeneration. J Cell Biochem. 2014 Jul;115(7):1225-33. Tang BL.
28. Reduced Cortical Activity Impairs Development and Plasticity after Neonatal Hypoxia Ischemia. J Neurosci. 2015 Aug 26;35(34):11946-59. Ranasinghe S, et al.
29. Neonatal hypoxia, hippocampal atrophy, and memory impairment: evidence of a causal sequence. Cereb Cortex. 2015 Jun;25(6):1469-76. Cooper JM, et al.
30. Hippocampal atrophy is the critical brain change in patients with hypoxic amnesia. Hippocampus. 2008;18(7):719-28. Di Paola M, et al.
31. Regulation of matrix metalloproteinases activity studied in human endometrium as a paradigm of cyclic tissue breakdown and regeneration. Biochim Biophys Acta. 2012 Jan;1824(1):146-56. Gaide Chevronnay HP, et al.
32. Menstrual physiology: implications for endometrial pathology and beyond. Hum Reprod Update. 2015 Nov-Dec;21(6):748-61. Maybin JA, et al.
33. Abdominal Wall Pain in Women With Chronic Pelvic Pain.J Obstet Gynaecol Can. 2016 Feb;38(2):154-9. Mui J, et al.
34. Development and pathological changes of neurovascular unit regulated by hypoxia response in the retina. Prog Brain Res. 2016;225:201-11. Kurihara T.
35. Glutamate and hypoxia as a stress model for the isolated perfused vertebrate retina. J Vis Exp. 2015 Mar 22;(97). Januschowski K, et al.
36. Metalloproteinase 9 and TIMP-1 expression in retina and optic nerve in absolute angle closure glaucoma. Adv Med Sci. 2016 Mar;61(1):6-10. Zalewska R, et al.
37. Subretinal AAV2.COMP-Ang1 suppresses choroidal neovascularization and vascular endothelial growth factor in a murine model of age-related macular degeneration. Exp Eye Res. 2016 Apr;145:248-57. Lambert NG, et al.
38. Prognostic significance of endogenous erythropoietin in long-term outcome of patients with acute decompensated heart failure. Eur J Heart Fail. 2016 Apr 29. Nagai T, et al.
39. Mitochondrial matters of the heart: a plethora of regulatory modes to maintain function for a long lifetime.J Bioenerg Biomembr. 2009 Apr;41(2):95-8. Pedersen PL.
40. Prevalence of mitral valve prolapse in ethnic groups. Can J Cardiol. 2004 Apr;20(5):511-5. Theal M, et al.
41. Myocardial deformation and rotational profiles in mitral valve prolapse. Am J Cardiol. 2013 Oct 1;112(7):984-90. Zito C, et al.
42. Oxygen desaturation and adverse events during 6-min walk testing in patients with COPD. Respirology. 2015 Apr;20(3):419-25. Roberts MM, et al.
43. Phenomenology of panic disorder in youth.Depress Anxiety. 2004;20(1):39-43. Diler RS, et al.
44. Inhibition of MMP-2 but not MMP-9 influences inner ear spiral ganglion neurons in vitro. Cell Mol Neurobiol. 2014 Oct;34(7):1011-21. Sung M, et al.
45. Expression of the proinflammatory cytokines in cochlear explant cultures: influence of normoxia and hypoxia. Neurosci Lett. 2010 Aug 2;479(3):249-52. Khan M, et al.
46. Chemical analysis of constitutive pigmentation of human epidermis reveals constant eumelanin to pheomelanin ratio. Pigment Cell Melanoma Res. 2015 Nov;28(6):707-17. Del Bino S, et al.
47. Structure-function correlations in tyrosinases. Protein Sci. 2015 Sep;24(9):1360-9. Kanteev M, et al.
48. Blood supply–susceptible formation of melanin pigment in hair bulb melanocytes of mice. Plast Reconstr Surg Glob Open. 2015 Apr 7;3(3):e328. Maeda S, et al.
49. Development of a novel pink-eyed dilution mouse model showing progressive darkening of the eyes and coat hair with aging. Exp Anim. 2015;64(2):207-20. Ishikawa A, et al.
50. Ghrelin Decreases Angiogenesis, HIF-1α and VEGF Protein Levels in Chronic Hypoxia in Lung Tissue of Male Rats. Adv Pharm Bull. 2015 Sep;5(3):315-20. Mirzaei Bavil F, et al.
51. Sex and depot differences in ex vivo adipose tissue fatty acid storage and glycerol-3-phosphate acyltransferase activity. Am J Physiol Endocrinol Metab. 2015 May 1;308(9):E830-46. Morgan-Bathke M,et al.
52. Structural and biochemical characteristics of various white adipose tissue depots. Acta Physiol (Oxf). 2012 Jun;205(2):194-208. Wronska A, et al.
53. Subcutaneous and visceral adipose tissue: structural and functional differences. Obes Rev. 2010 Jan;11(1):11-8. Ibrahim MM.
54. Enhanced Firing in NTS Induced by Short-Term Sustained Hypoxia Is Modulated by Glia-Neuron Interaction. J Neurosci. 2015 Apr 29;35(17):6903-17. Accorsi-Mendonça D, et al.
55. Effects of acute hypoxia/acidosis on intracellular pH in differentiating neural progenitor cells. Brain Res. 2012 Jun 21;1461:10-23. Nordström T, et al.
56. Premorphological alterations in gastric mucosa in patients with gastric cancer: biological level assessed by 31P NMR spectroscopy. Exp Oncol. 2014 Dec;36(4):271-5. Bubnovskaya L, et al.
57. Metabolism in 2013: The gut microbiota manages host metabolism. Nat Rev Endocrinol. 2014 Feb;10(2):74-6. Cani PD.
58. Altered Expression of Angiotensinogen and Mediators of Angiogenesis in Ileal Crohn's Disease. J Gastrointestin Liver Dis. 2016 Mar;25(1):39-48. Hume GE, et al.
59. Unexplained basal oxygen desaturation in a patient with haemoglobinopathy. Pneumologia. 2015 Jul-Sep;64(3):47-8. Martínez-Quintana E, et al.
60. Methaemoglobinemia Induced by MDMA? Case Rep Pulmonol. 2011;2011:494328. Verhaert LL.

第四章 慢性缺氧型疾病

1. Overexpression of HE4 (human epididymis protein 4) enhances proliferation, invasion and metastasis of ovarian cancer. Oncotarget. 2016 Jan 5;7(1):729-44. Zhu L, et al.
2. Akt mediated ROS-dependent selective targeting of mutant KRAS tumors. Free Radic Biol Med. 2014 Oct;75 Suppl 1:S13. Iskandar K, et al.
3. Histone acetylation and the cell-cycle in cancer. Front Biosci. 2001 Apr 1;6:D610-29. Wang C, et al.
4. Dual blockade of vascular endothelial growth factor (VEGF) and basic fibroblast growth factor (FGF-2) exhibits potent anti-angiogenic effects. Cancer Lett. 2016 Apr 28;377(2):164-173. Li D, et al.
5. T-box transcription factor brachyury promotes tumor cell invasion and metastasis in non-small cell lung cancer via upregulation of matrix metalloproteinase 12. Oncol Rep. 2016 4Wan Z, et al.
6. Angiotensin II type 1 receptor antagonists in animal models of vascular, cardiac, metabolic and renal disease. Pharmacol Ther. 2016 Apr 27. pii: S0163-7258(16)30041-9. Michel MC, et al.

7. Age-dependent metabolic effects of repeated hypoxemia in piglets. Can J Physiol Pharmacol. 2000 Apr;78(4):321-8. Côté A, et al.

8. Effect of exercise on cardiovascular ageing. Age Ageing. 1993 Jan;22(1):5-10. Kasch FW, et al.

9. 只用降壓藥，找死－高血壓革命，瑠微鎵文化事業出版社 2012.05，ISBN-9789868824300，陳志明

10. Insulin-stimulated glucose uptake in healthy and insulin-resistant skeletal muscle. Horm Mol Biol Clin Investig. 2015 Oct 20. Deshmukh AS.

11. On the role of FOX transcription factors in adipocyte differentiation and insulin-stimulated glucose uptake.J Biol Chem. 2009 Apr 17;284(16):10755-63. Gerin I, et al.

12. Does Inflammation Mediate the Association Between Obesity and Insulin Resistance? Inflammation. 2016 Mar 8. Adabimohazab R, et al.

13. A novel insulin receptor-signaling platform and its link to insulin resistance and type 2 diabetes. Cell Signal. 2014 Jun;26(6):1355-68. Alghamdi F, et al.

14. Leptin level lowers in proportion to the amount of aerobic work after four weeks of training in obesity. SHorm Metab Res. 2015 Mar;47(3):225-31. Salvadori A, et al.

15. Effects and relationship of intermittent hypoxia on serum lipid levels, hepatic low-density lipoprotein receptor-related protein 1, and hypoxia-inducible factor 1α. Sleep Breath. 2016 Mar;20(1):167-73. Li P, et al.

16. Evaluation of serum lipid profile, body mass index, and waistline in Chinese patients with type 2 diabetes mellitus.Clin Interv Aging. 2016 Apr 18;11:445-52. Cui R, et al.

17. Acute and chronic hypoxia: implications for cerebral function and exercise tolerance. Fatigue. 2014;2(2):73-92. Goodall S, et al.

18. Divergent role for MMP-2 in myelin breakdown and oligodendrocyte death following transient global ischemia.J Neurosci Res. 2010 Mar;88(4):764-73. Walker EJ, et al.

19. Differential responses of blood-brain barrier associated cells to hypoxia and ischemia: a comparative study. Fluids Barriers CNS. 2015 Feb 17;12:4. Engelhardt S, et al.

20. The Effects of Hypoxia and Inflammation on Synaptic Signaling in the CNS. Brain Sci. 2016 Feb 17;6(1). pii: E6. Mukandala G, et al.

21. Intranasal deferoxamine attenuates synapse loss via up-regulating the P38/HIF-1α pathway on the brain of APP/PS1 transgenic mice. Front Aging Neurosci. 2015 Jun 2;7:104. Guo C, et al.

22. 子宮內膜革命，商周出版社 2011.06,ISBN-9789861208701,陳志明

23. Structural changes in endometrial basal glands during menstruation. BJOG. 2010 Sep;117(10):1175-85. Garry R, et al.

24. Survivin, MMP-2, MT1-MMP, and TIMP-2: their impact on survival, implantation, and proliferation of endometriotic tissues. Virchows Arch. 2012 Nov;461(5):589-99. Londero AP, et al.

25. Correlation between matrix metalloproteinase-9 and endometriosis. Int J Clin Exp Pathol. 2015 Oct 1;8(10):13399-404. Liu H, et al.

26. Mechanisms of normal and abnormal endometrial bleeding. Menopause. 2011 Apr;18(4):408-11. Lockwood CJ.

27. Endometriosis presenting with hemorrhagic ascites, severe anemia, and shock. Am J Emerg Med. 2013 Jan;31(1):272.e1-3. Morgan TL, et al.

28. Tyrosine hydroxylase and regulation of dopamine synthesis. Arch Biochem Biophys. 2011 Apr 1;508(1):1-12. Daubner SC, et al.

29. Programming of Dopaminergic Neurons by Neonatal Sex Hormone Exposure: Effects on Dopamine Content and Tyrosine Hydroxylase Expression in Adult Male Rats. Neural Plast. 2016;2016:4569785. Espinosa P, et al.

30. Relationship between dopamine deficit and the expression of depressive behavior resulted from alteration of serotonin system. Synapse. 2015 Sep;69(9):453-60. Lee M, et al.

31. Lewy Body Dementias: Dementia With Lewy Bodies and Parkinson Disease Dementia. Continuum (Minneap Minn). 2016 Apr;22(2 Dementia):435-63. Gomperts SN.

32. Induction of Nerve Injury-Induced Protein 1 (Ninjurin 1) in Myeloid Cells in Rat Brain after Transient Focal Cerebral Ischemia. Exp Neurobiol. 2016 Apr;25(2):64-74. Lee HK, et al.

33. PUMA is involved in ischemia/reperfusion-induced apoptosis of mouse cerebral astrocytes. Neuroscience. 2015 Jan 22;284:824-32. Chen H, et al.

34. Stroke neuroprotection: targeting mitochondria. Brain Sci. 2013 Apr 19;3(2):540-60. Watts LT, et al.

35. Eutopic and ectopic stromal cells from patients with endometriosis exhibit differential invasive, adhesive, and proliferative behavior. Fertil Steril. 2013 Sep;100(3):761-9. Delbandi AA, et al.

36. Enhanced cyclooxygenase-2 expression levels and metalloproteinase 2 and 9 activation by Hexachlorobenzene in human endometrial stromal cells. Biochem Pharmacol. 2016 Jun 1;109:91-104. Chiappini F, et al.

37. MR diagnosis of diaphragmatic endometriosis. Eur Radiol. 2016 Feb 12. Rousset P, et al.

38. Vascular endothelial growth factor pathway in endometriosis: genetic variants and plasma biomarkers. Fertil Steril. 2016 Apr;105(4):988-96. Vodolazkaia A, et al.

39. The expression of histone deacetylase 1, but not other class I histone deacetylases, is significantly increased in endometriosis. Reprod Sci. 2013 Dec;20(12):1416-22. Samartzis EP, et al.

40. Activin A regulates trophoblast cell adhesive properties: implications for implantation failure in women with endometriosis-associated infertility. Hum Reprod. 2010 Jul;25(7):1767-74. Stoikos CJ, et al.

41. Integrins and other cell adhesion molecules in endometrium and endometriosis. Semin Reprod Endocrinol. 1997;15(3):291-9. Lessey BA, et al.

42. Macrophages induce the adhesion phenotype in normal peritoneal fibroblasts. Fertil Steril. 2011 Sep;96(3):758-763.e3. White JC, et al.

43. Spontaneous Bilateral Tubal Ectopic Pregnancy: Incidental Finding During Laparoscopy - Brief Report and Review of Literature. Geburtshilfe Frauenheilkd. 2016 Apr;76(4):413-416. Hoffmann S, et al.

44. Immune changes and neurotransmitters: possible interactions in depression? Prog Neuropsychopharmacol Biol Psychiatry. 2014 Jan 3;48:268-76. Sperner-Unterweger B, et al.

45. Obstructive Sleep Apnea is Linked to Depression and Cognitive Impairment: Evidence and Potential Mechanisms. Am J Geriatr Psychiatry. 2016 Jun;24(6):496-508. Kerner NA, et al.

46. A happy valve in a happy patient? Serotonergic antidepressants and the risk of valvular heart disease (SERVAL). A case-control study. Acta Clin Belg. 2016 Feb;71(1):57-62. De Backer T, et al.

47. Antidepressant Efficacy of Adjunctive Aerobic Activity and Associated Biomarkers in Major Depression: A 4-Week, Randomized, Single-Blind, Controlled Clinical Trial. PLoS One. 2016 May 6;11(5):e0154195. Siqueira CC, et al.

48. Elevated incidence of suicide in people living at altitude, smokers and patients with chronic obstructive pulmonary disease and asthma: possible role of hypoxia causing decreased serotonin synthesis. J Psychiatry Neurosci. 2013 Nov;38(6):423-6. Young SN.

49. Short Meditation Trainings Enhance Non-REM Sleep Low-Frequency Oscillations. PLoS One. 2016 Feb 22;11(2):e0148961. Dentico D, et al.

50. Intermittent hypoxia causes REM sleep deficits and decreases EEG delta power in NREM sleep in the C57BL/6 mouse. Sleep Med. 2006 Jan;7(1):7-16. Polotsky VY, et al.

51. Relevance of the metabotropic glutamate receptor (mGluR5) in the regulation of NREM-REM sleep cycle and homeostasis: evidence from mGluR5 (-/-) mice. Behav Brain Res. 2015 Apr 1;282:218-26. Ahnaou A, et al.

52. Human REM sleep: influence on feeding behaviour, with clinical implications. Sleep Med. 2015 Aug;16(8):910-6. Horne JA.

53. Sleep at high altitude: guesses and facts. J Appl Physiol (1985). 2015 Dec 15;119(12):1466-80. Bloch KE, et al.

54. Sleep disorders in chronic obstructive pulmonary disease: etiology, impact, and management. J Clin Sleep Med. 2015 Mar 15;11(3):259-70. Budhiraja R, et al.

55. Lung Circulation. Compr Physiol. 2016 Mar 15;6(2):897-943. Suresh K, et al.

56. Role of Eosinophil Granulocytes in Allergic Airway Inflammation endotypes. Scand J Immunol. 2016 May 11. Amin K, et al.

57. Evaluating clinical reason and rationale for not delivering reperfusion therapy in ST elevation myocardial infarction patients: Insights from a comprehensive cohort. Int J Cardiol. 2016 Apr 14;216:99-103. Welsh RC, et al.

58. Mitochondrial reactive oxygen species: a double edged sword in ischemia/reperfusion vs preconditioning. Redox Biol. 2014 Jun 2;2:702-14. Kalogeris T, et al.

59. Hypoxia-inducible factors as molecular targets for liver diseases. J Mol Med (Berl). 2016 Apr 20. Ju C, et al.

60. Matrix metalloproteinase 10 contributes to hepatocarcinogenesis in a novel crosstalk with the stromal derived factor 1/C-X-C chemokine receptor 4 axis. Hepatology. 2015 Jul;62(1):166-78. García-Irigoyen O, et al.

61. Cytoglobin as a Marker of Hepatic Stellate Cell-derived Myofibroblasts. Front Physiol. 2015 Nov 13;6:329. Kawada N.

62. Renal expression of SIBLING proteins and their partner matrix metalloproteinases (MMPs). Kidney Int. 2005 Jul;68(1):155-66. Ogbureke KU, et al.

63. Clinical Scenarios in Chronic Kidney Disease: Chronic Tubulointerstitial Diseases. Contrib Nephrol. 2016;188:108-19. Meola M et al.

64. Expression of MMP-9/TIMP-2 in nasal polyps and its functional implications. Int J Clin Exp Pathol. 2015 Nov 1;8(11):14556-61. Li X, et al.

65. Interleukin-25 and mucosal T cells in noneosinophilic and eosinophilic chronic rhinosinusitis.Ann Allergy Asthma Immunol. 2015 Apr;114(4):289-98. Iinuma T, et al.

66. Macrolides increase the expression of 11β-hydroxysteroid dehydrogenase 1 in human sinonasal epithelium, contributing to glucocorticoid activation in sinonasal mucosa. Br J Pharmacol. 2015 Nov;172(21):5083-95. Park SJ, et al.

67. Features of quality of sexual life in male and female patients with Parkinson disease and their partners.Parkinsonism Relat Disord. 2014 Oct;20(10):1085-8. Bronner G, et al.

68. Effect of chronic hypoxia on penile erectile function in rats. Genet Mol Res. 2015 Sep 8;14(3):10482-9. Yu DP, et al.

69. Serum testosterone levels and excessive erythrocytosis during the process of adaptation to high altitudes. Asian J Androl. 2013 May;15(3):368-74. Gonzales GF.

70. Elevation of plasma estradiol in healthy men during a mountaineering expedition. Horm Metab Res. 1988 Apr;20(4):239-42. Friedl KE, et al.

71. Erectile dysfunction in a murine model of sleep apnea. Respir Crit Care Med. 2008 Sep 15;178(6):644-50. Soukhova-O'Hare GK, et al.

72. Gastroduodenal mucus bicarbonate barrier: protection against acid and pepsin. Am J Physiol Cell Physiol. 2005 Jan;288(1):C1-19. Allen A, et al.

73. "Gastric cytoprotection" is still relevant. J Gastroenterol Hepatol. 2014 Dec;29 Suppl 4:124-32. Szabo S.

74. Myeloid HIF-1 is protective in Helicobacter pylori-mediated gastritis. J Immunol. 2015 Apr 1;194(7):3259-66. Matak P, et al.

作者 Dr. Balance Chen

第五章 給氧營養對策

1. Neuroprotective effects of onion extract and quercetin against ischemic neuronal damage in the gerbil hippocampus. J Med Food. 2009 Oct;12(5):990-5. Hwang IK, et al.

2. Quercetin and doxorubicin co-encapsulated biotin receptortargeting nanoparticles for minimizing drug resistance in breast cancer. Oncotarget. 2016 Apr 6. Lv L, et al.

3. Apigenin attenuates acute myocardial infarction of rats via the inhibitions of matrix metalloprotease-9 and inflammatory reactions. Int J Clin Exp Med. 2015 Jun 15;8(6):8854-9. Du H, et al.

4.Effects of the vegetable polyphenols epigallocatechin-3-gallate, luteolin, apigenin, myricetin, quercetin, and cyanidin in primary cultures of human retinal pigment epithelial cells. Mol Vis. 2014 Mar 3;20:242-58. Chen R, et al.

5. Fiber from a regular diet is directly associated with fecal short-chain fatty acid concentrations in the elderly. Nutr Res. 2013 Oct;33(10):811-6. Cuervo A, et al.

6. Galangin protects pig detrusor nerves from repetitive field stimulation and anoxia/glucopenia injury. Urology. 2005 Dec;66(6):1327-31. Dambros M, et al.

7. Rhealba® oat plantlet extract: evidence of protein-free content and assessment of regulatory activity on immune inflammatory mediators. Planta Med. 2011 Jun;77(9):900-6. Mandeau A, et al.

8. Bromelain down-regulates myofibroblast differentiation in an in vitro wound healing assay. Naunyn Schmiedebergs Arch Pharmacol. 2013 Oct;386(10):853-63. Aichele K, et al.

9. Antiangiogenesis, loss of cell adhesion and apoptosis are involved in the antitumoral activity of Proteases from V. cundinamarcensis (C. candamarcensis) in murine melanoma B16F1. Int J Mol Sci. 2015 Mar 27;16(4):7027-44. Dittz D, et al.

10. The flesh ethanolic extract of Hylocereus polyrhizus exerts anti-inflammatory effects and prevents murine colitis. Clin Nutr. 2016 Feb 23. pii: S0261-5614(16)00070-4. Macias-Ceja DC, et al.

11. Improving active and passive avoidance memories deficits due to permanent cerebral ischemia by pomegranate seed extract in female rats. Malays J Med Sci. 2013 Mar;20(2):25-34. Sarkaki A, et al.

12. Management of Osteoarthritis with Avocado/Soybean Unsaponifiables. Cartilage. 2015 Jan;6(1):30-44. Christiansen BA, et al.

13. Indicaxanthin inhibits NADPH oxidase (NOX)-1 activation and NF-κB-dependent release of inflammatory mediators and prevents the increase of epithelial permeability in IL-1β-exposed Caco-2 cells. 2014 Feb;111(3):415-23. Tesoriere L, et al.

14. Trans-epithelial transport of the betalain pigments indicaxanthin and betanin across Caco-2 cell monolayers and influence of food matrix. 2013 Apr;52(3):1077-87. Tesoriere L, et al.

15.Natural compound methyl protodioscin protects against intestinal inflammation through modulation of intestinal immune responses. Pharmacol Res Perspect. 2015 Mar;3(2):e00118. Zhang R, et al.

16. Effect of Rosemarinus officinalis L. on MMP-9, MCP-1 levels, and cell migration in RAW 264.7 and smooth muscle cells. J Med Food. 2012 Oct;15(10):979-86. Chae IG, et al.

17. Dietary Sulforaphane in Cancer Chemoprevention: The Role of Epigenetic Regulation and HDAC Inhibition. Antioxid Redox Signal. 2015 Jun 1;22(16):1382-424. Tortorella SM, et al.

18.Oligomer procyanidins (F2) isolated from grape seeds inhibits tumor angiogenesis and cell invasion by targeting HIF-1α in vitro. Int J Oncol. 2015 Feb;46(2):708-20. Zheng HL , et al.

19. Lycopene Enriched Tomato Extract Inhibits Hypoxia, Angiogenesis, and Metastatic Markers in early Stage N-Nitrosodiethylamine Induced Hepatocellular Carcinoma. Nutr Cancer. 2015;67(8):1268-75. Bhatia N, et al.

20. Sulforaphane suppresses in vitro and in vivo lung tumorigenesis through downregulation of HDAC activity. Biomed Pharmacother. 2016 Mar;78:74-80. Jiang LL, et al.

21. Inhibitory effects of kaempferol-3-O-rhamnoside on ovalbumin-induced lung inflammation in a mouse model of allergic asthma. Int Immunopharmacol. 2015 Apr;25(2):302-10. Chung MJ, et al.

22. The kiwi fruit peptide kissper displays anti-inflammatory and anti-oxidant effects in in-vitro and ex-vivo human intestinal models. Clin Exp Immunol. 2014 Mar;175(3):476-84. Ciacci C, et al.

23. Total alkaloids of Rubus alceifolius Poir inhibit tumor angiogenesis through suppression of the Notch signaling pathway in a mouse model of hepatocellular carcinoma. Mol Med Rep. 2015 Jan;11(1):357-61. Zhao J, et al.

24. Dietary compounds galangin and myricetin suppress ovarian cancer cell angiogenesis. J Funct Foods. 2015 May 1;15:464-475. Huang H, et al.

25. Hydroxycinnamic acid derivatives: a potential class of natural compounds for the management of lipid metabolism and obesity. Nutr Metab (Lond). 2016 Apr 11;13:27. Alam MA, et al.

26. Aqueous leaf extract of Passiflora alata Curtis promotes antioxidant and anti-inflammatory effects and consequently preservation of NOD mice beta cells (non-obese diabetic). Int Immunopharmacol. 2016 Mar 31;35:127-136. Figueiredo D, et al.

27. Anti-oxidative nutrient-rich diet protects against acute ischemic brain damage in rats. Brain Res. 2014 Oct 31;1587:33-9. Yunoki T, et al.

28. Ursolic acid prevents augmented peripheral inflammation and inflammatory hyperalgesia in high-fat diet-induced obese rats by restoring downregulated spinal PPARα. Mol Med Rep. 2016 Apr 22. Zhang Y, et al.

29.Anti-angiogenic actions of the mangosteen polyphenolic xanthone derivative α-mangostin. Microvasc Res. 2014 May;93:72-9. Jittiporn K, et al.

30. Natural products as a gold mine for selective matrix metalloproteinases inhibitors. Bioorg Med Chem. 2012 Jul 1;20(13):4164-71. Wang L, et al.

31. Substituted galacturonan from starfish: Chemical structure and antinociceptive and anti-inflammatory effects. Int J Biol Macromol. 2016 Mar;84:295-300. Leivas CL, et al.

32. Noni (Morinda citrifolia L.) Fruit Extracts Improve Colon Microflora and Exert Anti-Inflammatory Activities in Caco-2 Cells. J Med Food. 2015 Jun;18(6):663-76. Huang HL, et al.

33. Blueberry Component Pterostilbene Protects Corneal Epithelial Cells from Inflammation via Anti-oxidative Pathway. Sci Rep. 2016 Jan 14;6:19408. Li J, et al.

34.Synthesis, structure-activity relationships and biological activity of new isatin derivatives as tyrosinase inhibitors. Curr Top Med Chem. 2014;14(12):1450-62. Gencer N, et al.

35.Maslinic acid induces mitochondrial apoptosis and suppresses HIF-1α expression in A549 lung cancer cells under normoxic and hypoxic conditions. Molecules. 2014 Nov 28;19(12):19892-906. Hsia TC, et al.

36. Dichloromethane extract of the jelly ear mushroom Auricularia auricula-judae (higher Basidiomycetes) inhibits tumor cell growth in vitro. Int J Med Mushrooms. 2014;16(1):37-47. Reza MA, et al.

37. In vitro anti-inflammatory and wound-healing potential of a Phyllostachys edulis leaf extract--identification of isoorientin as an active compound., Planta Med. 2014 Dec;80(18):1678-84. Wedler J, et al.

38. Immunomodulatory role of bitter melon extract in inhibition of head and neck squamous cell carcinoma growth. Oncotarget. 2016 Apr 21. Bhattacharya S, et al.

39. Suppression of VEGF-mediated autocrine and paracrine interactions between prostate cancer cells and vascular endothelial cells by soy isoflavones. J Nutr Biochem. 2007 Jun;18(6):408-17. Guo Y, et al.

40. Dietary phytic acid modulates characteristics of the colonic luminal environment and reduces serum levels of proinflammatory cytokines in rats fed a high-fat diet. Nutr Res. 2014 Dec;34(12):1085-91. Okazaki Y, et al.

41. Dietary phytic acid modulates characteristics of the colonic luminal environment and reduces serum levels of proinflammatory cytokines in rats fed a high-fat diet. Nutr Res. 2014 Dec;34(12):1085-91. Okazaki Y, et al.

42.Histone deacetylase inhibition and dietary short-chain Fatty acids. ISRN Allergy. 2011 Dec 26;2011:869647. Licciardi PV, et al.

43.Effects of glucomannan/spirulina-surimi on liver oxidation and inflammation in Zucker rats fed atherogenic diets. J Physiol Biochem. 2015 Dec;71(4):611-22. Vázquez-Velasco M, et al.

44. Butyrate impairs intestinal tumor cell-induced angiogenesis by inhibiting HIF-1alpha nuclear translocation. Biochem Biophys Res Commun. 2003 Jan 24;300(4):832-8. Zgouras D, et al.

45. Effect of adding sugar beet fibre and wheat bran to a starch diet on the absorption kinetics of glucose, amino-nitrogen and volatile fatty acids in the pig. Reprod Nutr Dev. 1998 Jan-Feb;38(1):49-68. Michel P, et al.

46.Potential anti-obesogenic properties of non-digestible carbohydrates: specific focus on resistant dextrin. Proc Nutr Soc. 2015 Aug;74(3):258-67. Hobden MR, et al.

47. Inhibition of hypoxia inducible factors combined with all-trans retinoic acid treatment enhances glial transdifferentiation of neuroblastoma cells. Sci Rep. 2015 Jun 9;5:11158. Cimmino F, et al.

48. Sudden infant death syndrome and abnormal metabolism of thiamin. Med Hypotheses. 2015 Dec;85(6):922-6. Lonsdale D.

49. Irradiated riboflavin diminishes the aggressiveness of melanoma in vitro and in vivo. PLoS One. 2013;8(1):e54269. Machado D, et al.

50. Nicotinamide treatment reduces the levels of oxidative stress, apoptosis, and PARP-1 activity in Aβ(1-42)-induced rat model of Alzheimer's disease., Free Radic Res. 2014 Feb;48(2):146-58. Turunc Bayrakdar E, et al.

51. Impaired Coenzyme A metabolism affects histone and tubulin acetylation in Drosophila and human cell models of pantothenate kinase associated neurodegeneration. EMBO Mol Med. 2011 Dec;3(12):755-66. Siudeja K, et al.

52. Vitamin B6 Modulates the Immune Cross-Talk between Mononuclear and Colon Carcinoma Cells. Folia Biol (Praha). 2016;62(1):47-52. Bessler H, et al.

53. Targeting demyelination and virtual hypoxia with high-dose biotin as a treatment for progressive multiple sclerosis. Neuropharmacology. 2015 Sep 5. pii: S0028-3908(15)30073-3. Sedel F, et al.

54. Folic acid increases global DNA methylation and reduces inflammation to prevent Helicobacter-associated gastric cancer in mice. Gastroenterology. 2012 Apr;142(4):824-833.e7. Gonda TA, et al.

55. Suppression of Mammary Carcinogenesis Through Early Exposure to Dietary Lipotropes Occurs Primarily In Utero. Mol Nutr Food Res. 2013(8)?:1276-82. Mabasa L, et al.

56. Ascorbic acid ameliorates oxidative stress and inflammation in dextran sulfate sodium-induced ulcerative colitis in mice. Int J Clin Exp Med. 2015 Nov 15;8(11):20245-53. Yan H, et al.

57. Effects of six months of vitamin D supplementation in patients with heart failure: a randomized double-blind controlled trial. Nutr Metab Cardiovasc Dis. 2014 Aug;24(8):861-8. Dalbeni A, et al.

58. Methyl Sulfone Blocked Multiple Hypoxia- and Non-Hypoxia-Induced Metastatic Targets in Breast Cancer Cells and Melanoma Cells. PLoS One. 2015 Nov 4;10(11):e0141565. Caron JM, et al.

59. The role of magnesium deficiency in cardiovascular and intestinal inflammation. Magnes Res. 2010 Dec;23(4):S199-206. Weglicki WB, et al.

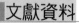
60.Defect of mitochondrial respiratory chain is a mechanism of ROS overproduction in a rat model of alcoholic liver disease: role of zinc deficiency. Am J Physiol Gastrointest Liver Physiol. 2016 Feb 1;310(3):G205-14. Sun Q, et al.

61. Chromium picolinate improves insulin sensitivity in obese subjects with polycystic ovary syndrome. Fertil Steril. 2006 Jul;86(1):243-6. Lydic ML, et al.

62. Protective Role of Selenium Compounds on the Proliferation, Apoptosis, and Angiogenesis of a Canine Breast Cancer Cell Line. Biol Trace Elem Res. 2016 Jan;169(1):86-93. Liu Y, et al.

63. The cardioprotective effects of citric Acid and L-malic Acid on myocardial ischemia/reperfusion injury. Evid Based Complement Alternat Med. 2013;2013:820695. Tang X, et al.

64. The cardioprotective effects of citric Acid and L-malic Acid on myocardial ischemia/reperfusion injury. Evid Based Complement Alternat Med. 2013;2013:820695. Tang X, et al.

65. Taurine exerts robust protection against hypoxia and oxygen/glucose deprivation in human neuroblastoma cell culture. Adv Exp Med Biol. 2013;775:167-75. Chen PC, et al.

66. Inhibition of leucine aminopeptidase 3 suppresses invasion of ovarian cancer cells through down-regulation of fascin and MMP-2/9. Eur J Pharmacol. 2015 Dec 5;768:116-22. Wang X, et al.

67. Enzyme-treated Asparagus officinalis extract shows neuroprotective effects and attenuates cognitive impairment in senescence-accelerated mice., Nat Prod Commun. 2014 Jan;9(1):101-6. Sakurai T, et al.

68. Osthole suppresses the proliferation and accelerates the apoptosis of human glioma cells via the upregulation of microRNA-16 and downregulation of MMP-9. Mol Med Rep. 2015 Sep;12(3):4592-7. Lin K, et al.

69. Protective effect of linarin against D-galactosamine and lipopolysaccharide-induced fulminant hepatic failure. Eur J Pharmacol. 2014 Sep 5;738:66-73. Kim SJ, et al.

70. Effects of the aqueous extract of a Tibetan herb, Rhodiola algida var. tangutica on proliferation and HIF-1α, HIF-2α expression in MCF-7 cells under hypoxic condition in vitro. Cancer Cell Int. 2015 Aug 15;15:81. Qi YJ, et al.

71. Gastrodin Protects Neural Progenitor Cells Against Amyloid β (1-42)-Induced Neurotoxicity and Improves Hippocampal Neurogenesis in Amyloid β (1-42)-Injected Mice. J Mol Neurosci. 2016 Apr 26. Li M, et al.

72. Flavonolignans and other constituents from Lepidium meyenii with activities in anti-inflammation and human cancer cell lines. J Agric Food Chem. 2015 Mar 11;63(9):2458-63. Bai N, et al.

73. Neuroprotective mechanism of Lycium barbarum polysaccharides against hippocampal-dependent spatial memory deficits in a rat model of obstructive sleep apnea. PLoS One. 2015 Feb 25;10(2):e0117990. Lam CS, et al.

74. Anti-inflammatory effects of aromatic-turmerone through blocking of NF-κB, JNK, and p38 MAPK signaling pathways in amyloid β-stimulated microglia. Int Immunopharmacol. 2012 Sep;14(1):13-20. Park SY, et al.

75. Guarana (Paullinia cupana Mart.) prevents β-amyloid aggregation, generation of advanced glycation-end products (AGEs), and acrolein-induced cytotoxicity on human neuronal-like cells. Phytother Res. 2014 Nov;28(11):1615-24. Bittencourt Lda S, et al.

76. Anti-inflammatory and anti-arthritic effects of taraxasterol on adjuvant-induced arthritis in rats. J Ethnopharmacol. 2016 Apr 21. (16)30231-8. Wang S, et al.

77.Green tea polyphenol decreases the severity of portosystemic collaterals and mesenteric angiogenesis in rats with liver cirrhosis. Clin Sci (Lond). 2014 May;126(9):633-44. Hsu SJ, et al.

78. The antitumor effect of tanshinone IIA on anti-proliferation and decreasing VEGF/VEGFR2 expression on the human non-small cell lung cancer A549 cell line. Acta Pharm Sin B. 2015 Nov;5(6):554-63. Xie J, et al.

第六章 逆轉慢性缺氧的反應

1. Model analysis of the relationship between intracellular PO2 and energy demand in skeletal muscle. Am J Physiol Regul Integr Comp Physiol. 2012 Dec;303(11):R1110-26. Spires J,et al.

2. Gray's Anatomy of the Human Body(20TH) Philadelphia: Lea & Febiger, 1918. ISBN:1-58734-102-6. Gray Henry,

3. 望聞問切的不傳之秘，人民軍醫出版社 2013, ISBN：9787509167960, 來要水 等人

4. Aging and aerobic fitness affect the contribution of noradrenergic sympathetic nerves to the rapid cutaneous vasodilator response to local heating. J Appl Physiol (1985). 2011 May;110(5):1264-70. Tew GA, et al.

5. Deceleration and acceleration capacities of heart rate associated with heart failure with high discriminating performance. Sci Rep. 2016 Mar 23;6:23617. Hu W, et al.

6. Acoustic stapedius reflex function in man revisited. Ear Hear. 2013 Jul-Aug;34(4):e38-51. Aiken SJ, et al.

7. Sound transmission by cartilage conduction in ear with fibrotic aural atresia. J Rehabil Res Dev. 2014;51(2):325-32 Morimoto C, et al.

8. Osteopontin promotes aromatase expression and estradiol production in human adipocytes. Breast Cancer Res Treat. 2015 Nov;154(1):63-9. Leitner L, et al.

9. Hypoxia enhances ligand-occupied androgen receptor activity. Biochem Biophys Res Commun. 2012 Feb 10;418(2):319-23. Park C, et al.

10. 只用降壓藥，找死—高血壓革命，顧微鏡文化事業出版社 2012.05，ISBN-9789868824300，陳志明

11. Increased proinflammatory markers and lipoperoxidation in obese individuals: Inicial inflammatory events? Diabetes Metab Syndr. 2015 Oct-Dec;9(4):280-6. Ryder E, et al.

12. What is the relationship among penumbra volume, collaterals, and time since onset in the first 6h after acute ischemic stroke? Int J Stroke. 2016 Apr;11(3):338-46. Cheripelli BK, et al.

13. The histone deacetylase inhibitor trichostatin A induces neurite outgrowth in PC12 cells via the epigenetically regulated expression of the nur77 gene., Neurosci Res. 2014 Nov;88:39-48. Tomioka T, et al.

14. Association between MMP-2 expression and prostate cancer: A meta-analysis. Biomed Rep. 2016 Feb;4(2):241-245. Xie T, et al.

15. Periodontal Inflammatory Burden and Salivary Matrix Metalloproteinase-8 Concentration Among Patients With Chronic Kidney Disease at the Predialysis Stage. J Periodontol. 2015 Nov;86(11):1212-20. Nylund KM, et al.

16. Composite outcomes in 2.25-mm drug eluting stents: a systematic review. Cardiovasc Revasc Med. 2015 Jun;16(4):237-42. Lee JZ, et al.

17. Heart failure and sleep disorders: Italian Society of Cardiology (SIC) Working Group on Heart Failure members. Nat Rev Cardiol. 2016 May 12. Parati G, et al.

18. Interaction of central and peripheral factors during repeated sprints at different levels of arterial O2 saturation. PLoS One. 2013 Oct 14;8(10):e77297. Billaut F, et al.

19. The Power of Exercise and the Exercise of Power: The Harvard Fatigue Laboratory, Distance Running, and the Disappearance of Work, 1919-1947. J Hist Biol. 2015 Aug;48(3):391-423. Scheffler RW.

20. Muscular Fatigue When Swimming Intermittently Above and Below Critical Speed. Int J Sports Physiol Perform. 2015 Oct 9 Dekerle J, et al.

21. Evidence for cerebral edema, cerebral perfusion, and intracranial pressure elevations in acute mountain sickness. Brain Behav. 2016 Feb 5;6(3):e00437. DiPasquale DM, et al.

22. The control of male sexual responses. Curr Pharm Des. 2013;19(24):4341-56. Courtois F, et al.

23. Hypoxic ventilatory response after dopamine D2 receptor blockade in unilateral rat model of Parkinson's disease. Neuroscience. 2016 Mar 1;316:192-200. Andrzejewski K, et al.

24. The impact of hypoxia on intestinal epithelial cell functions: consequences for invasion by bacterial pathogens. Mol Cell Pediatr. 2016 Dec;3(1):14. Zeitouni NE, et al.

25. HIF inhibitors for ischemic retinopathies and cancers: options beyond anti-VEGF therapies. Angiogenesis. 2016 May 4. Subhani S, et al.

26. Mechanical Strain Causes Adaptive Change in Bronchial Fibroblasts Enhancing Profibrotic and Inflammatory Responses. PLoS One. 2016 Apr 21;11(4):e0153926. Manuyakorn W, et al.

27. Steroid-independent upregulation of matrix metalloproteinase 9 in chronic rhinosinusitis patients with radiographic evidence of osteitis. Int Forum Allergy Rhinol. 2013 May;3(5):364-8. Detwiller KY, et al.

28. Effect of ovariectomy on inflammation induced by intermittent hypoxia in a mouse model of sleep apnea. Respir Physiol Neurobiol. 2014 Oct 1;202:71-4. Torres M, et al.

29. Gene Expression Profiling of Evening Fatigue in Women Undergoing Chemotherapy for Breast Cancer. Biol Res Nurs. 2016 Mar 8. Kober KM, et al.

30. Cell and Signal Components of the Microenvironment of Bone Metastasis Are Affected by Hypoxia. Int J Mol Sci. 2016 May 11;17(5). pii: E706. Bendinelli P, et al.

31. Oxygen and pH-sensitivity of human osteoarthritic chondrocytes in 3-D alginate bead culture system. Osteoarthritis Cartilage. 2013 Nov;21(11):1790-8. Collins JA, et al.

32. Wound hypoxia in deep tissue after incision in rats. Wound Repair Regen. 2013 Sep-Oct;21(5):730-9. Kang S, et al.

33. Intracerebroventricular serotonin reduces the degree of acute hypoxic ventilatory depression in peripherally chemodenervated rabbits. Chin J Physiol. 2008 Jun 30;51(3):136-45. Guner I, et al.

34. Long-term neurodevelopmental outcome with hypoxic-ischemic encephalopathy. J Pediatr. 2013 Aug;163(2):454-9. Perez A, et al.

35. The role of hypoxia at primary dysmenorrhea, utilizing a novel hypoxia marker--SCUBE1. J Pediatr Adolesc Gynecol. 2015 Feb;28(1):63-5. Tekin YB, et al.

第七章 逆轉缺氧型慢病

1. Hypoxia promotes Rab5 activation, leading to tumor cell migration, invasion and metastasis. Oncotarget. 2016 Apr 18. Silva P, et al.

2. Dual blockade of vascular endothelial growth factor (VEGF) and basic fibroblast growth factor (FGF-2) exhibits potent anti-angiogenic effects. Cancer Lett. 2016 Apr 26;377(2):164-173. Li D, et al.

3. HDAC1 controls CIP2A transcription in human colorectal cancer cells. Oncotarget. 2016 Mar 26. Balliu M, et al.

4. Matrix metalloproteinase-2 regulates MDA-MB-231 breast cancer cell invasion induced by active mammalian diaphanous-related formin 1. Mol Med Rep. 2016 May 13. Kim D, et al.

5. Role of endoglin and VEGF family expression in colorectal cancer prognosis and anti-angiogenic therapies. World J Clin Oncol. 2011 Jun 10;2(6):272-80. Martins SF, et al.

6. Alterations in histone deacetylase 8 lead to cell migration and poor prognosis in breast cancer. Life Sci. 2016 Apr 15;151:7-14. Hsieh CL, et al.

7. A phenotype from tumor stroma based on the expression of metalloproteases and their inhibitors, associated with prognosis in breast cancer. Oncoimmunology. 2015 Jan 29;4(7):e992222. Eiró N, et al.

8. Effect of High Glucose Concentration on Human Preadipocytes and Their Response to Macrophage-Conditioned Medium. Can J Diabetes. 2016 May 2. pii: S1499-2671(15)30048-4. Peshdary V, et al.

9. Fish oil supplementation does not lower C-reactive protein or interleukin-6 levels in healthy adults. J Intern Med. 2016 Jan;279(1):98-109. Muldoon MF, et al.

10. Non-steroidal anti-inflammatory drugs for heavy menstrual bleeding. Cochrane Database Syst Rev. 2013 Jan 31;1:CD000400. Lethaby A, et al.

11. Plasma and cellular contributions to fibrin network formation, structure and stability. Haemophilia. 2010 May;16 Suppl 3:7-12. Wolberg AS.

12. Mitochondrial lysates induce inflammation and Alzheimer's disease-relevant changes in microglial and neuronal cells. J Alzheimers Dis. 2015;45(1):305-18. Wilkins HM, et al.

13. Nonexocytotic serotonin release tonically suppresses serotonergic neuron activity. J Gen Physiol. 2015 Mar;145(3):225-51. Mlinar B, et al.

14. Drug-Induced Dyskinesia, Part 1: Treatment of Levodopa-Induced Dyskinesia. Drugs. 2016 May;76(7):759-77. Vijayakumar D, et al.

15. Adverse Effects of Nonsystemic Steroids (Inhaled, Intranasal, and Cutaneous): a Review of the Literature and Suggested Monitoring Tool. Curr Allergy Asthma Rep. 2016 Jun;16(6):44. Gupta R, et al.

16. Genotypes of Helicobacter pylori obtained from gastric ulcer patients taking or not taking NSAIDs. Am J Gastroenterol. 1999 Jun;94(6):1502-7. Li L, et al.

17. Acute hypoxia induces hypertriglyceridemia by decreasing plasma triglyceride clearance in mice. Am J Physiol Endocrinol Metab. 2012 Aug 1;303(3):E377-88. Jun JC, et al.

18. Hypoxia-induced metabolic stress in retinal pigment epithelial cells is sufficient to induce photoreceptor degeneration. Elife. 2016 Mar 15;5. pii: e14319 Kurihara T, et al.

19. Factors Associated with Recurrence of Age-Related Macular Degeneration after Anti-Vascular Endothelial Growth Factor Treatment: A Retrospective Cohort Study. Ophthalmology. 2015 Nov;122(11):2303-10. Kuroda Y, et al.

國家圖書館出版品預行編目 (CIP) 資料

逆轉缺氧慢病：細胞有氧奇蹟／陳志明著. --
初版, -- 台北市：顯微鏡文化，2016. 08
面； 公分 . -（醫學革命系列）

ISBN 978-986-88243-1-7 （平裝）

1. 慢性病防治 2. 缺氧

412.59　　　　　　　　　105015136

醫學革命系列

逆轉缺氧慢病：細胞有氧奇蹟

作　　者／陳志明
編　　輯／廖胤筑
封面設計／熊柔柔
美術編輯／熊盼盼、陳思妤
校　　稿／廖胤筑
法律顧問／林啟瑩 律師
出 版 者／顯微鏡文化事業出版社
地　　址／台北市中山區復興北路 168 號 11 樓
　　　　　TEL：0908456068
作者網址／ www.dr-balance.org.tw
讀者服務／ dr.balance123@gmail.com
印　　刷／普林特斯資訊股份有限公司
代理經銷／白象文化事業有限公司
地　　址／ 402 台中市南區美村南路二段 392 號
　　　　　TEL：04-2265-2939
　　　　　FAX：04-2265-1171
出版日期／ 2016 年 8 月 初版
定　　價／ 320 元

ISBN 978-986-88243-1-7

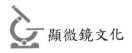
顯微鏡文化

104台北市中山區復興北路168號11樓

顯微鏡文化事業出版社　收

請沿線對折

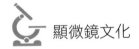
顯微鏡文化

書名:缺氧型慢病—健康與疾病之間的疾病

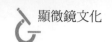 顯微鏡文化

認識缺氧觀念後的給氧活動

謝謝您購買或閱讀這醫學革命系列的叢書！為了推廣正確的健康及醫學新觀念，我們特別邀請陳志明博士的研究室及相關公司一起舉辦『為缺氧尋根+氧活動』。

*凡以LINE或微信(wechat)加入成為本出版社會員，並填寫以下缺氧檢測表，拍照傳回本公司，除了將請作者陳博士研究室專人計算並回復您的缺氧狀態之外，並將致贈書內GRY配方的體驗禮一份**！

會員還將可獲得免費參加本書作者陳志明博士舉辦的系列演講活動(我們將另外寄送邀請卡給您)。

LINE

微信WeChat

博士研究室官網

博士FB粉絲團

姓名:＿＿＿＿＿＿＿＿＿＿＿＿＿＿ 性別: 男 女
生日:西元＿＿＿＿＿＿年＿＿＿＿＿月＿＿＿＿＿日
聯絡電話:＿＿＿＿＿＿＿＿＿＿＿
Line號＿＿＿＿＿＿＿＿＿＿ 或微信號＿＿＿＿＿＿＿＿＿
或 E-mail:＿＿＿＿＿＿＿＿＿＿＿＿＿＿＿＿
問題及建議:

＿＿＿＿＿＿＿＿＿＿＿＿＿＿＿＿＿

＿＿＿＿＿＿＿＿＿＿＿＿＿＿＿＿＿

有無	症狀	有無	症狀	有無	症狀
	晨起後，感覺精神無力		容易感冒		食慾變差
	整天感覺疲倦、無力		容易發燒		晚上睡不好或失眠
	臉色不好		容易過敏		容易口腔潰爛
	記憶力變差、易健忘		腰部痠痛或不適		容易喉嚨發炎
	身體沒有理由的發胖		傷口不易癒合		牙齦容易出血
	容易抽筋、肌肉痙攣		反應變差、不靈活		容易感染皮膚病
	手指顫抖		注意力及思維降低		患高血壓或低血壓
	容易被蟲咬		工作能力下降力不從心		患便秘
	容易頭癢、頭皮屑多		情緒不穩、易生氣煩躁		患胃病或胃潰瘍
	突然愛甜食肉食或飲料		容易心慌、胸悶		患老年失智症